造血細胞移植患者の
口腔ケアガイドライン

日本口腔ケア学会　編

一般財団法人　口腔保健協会

刊行にあたって

　本書は,「日本口腔ケア学会 学術委員会ガイドライン作成小委員会」,「日本口腔ケア学会ならび日本造血細胞移植学会 造血細胞移植患者口腔ケアガイドライン作成小委員会」からなる「造血細胞移植患者の口腔ケアガイドライン作成委員会」委員を中心に,最新の情報に基づき,ガイドラインを作成致しました.

　口腔ケアの実施においては,専門的口腔ケアも含め多くの職種がかかわり,最近では,口腔ケアに関連した医療事故や不十分な口腔ケアを行った事による感染症などの問題も生じています.

　口腔ケアの実施においては,学会が実施している口腔ケア認定資格4級以上を各スタッフが取得していること,専門的口腔ケアを実施する場合は,3級以上の取得が必須であります.

　また,病院の施設認定を受けている事が前提であります.

　口腔ケアや造血幹細胞移植の技術は日進月歩であるので,最新情報はホームページ：http://www.oralcare-jp.org/ をご確認下さい.

　本書の刊行にあたっては,両学会の委員の方々,また（一財）口腔保健協会 藤沼　聡氏,さらには日本口腔ケア学会事務局安藤裕子氏,新谷知奈津氏のご尽力に感謝致します.

平成27年5月

一般社団法人 日本口腔ケア学会
理事長　鈴木　俊夫
副理事長・学術委員長　夏目　長門
理事・造血細胞移植患者の口腔ケアガイドライン作成委員会委員長　茂木　伸夫

● 日本口腔ケア学会 学術委員会ガイドライン作成委員会

足立　了平	河野　憲司	砂川　　元	野口　　誠	新崎　　章
河野　聰子	高木　宣雄	花形　哲夫	池上由美子	岸本　裕充
髙戸　　毅	日野出大輔	伊賀　弘起	玄　　景華	武内　有城
又賀　　泉	伊東　節子	小金澤一美	立松　正志	牧野　日和
井上　啓子	阪口　英夫	田中　　彰	松田　光悦	今井　　裕
坂下　英明	堤　　　寛	三國　誠文	井村　英人	式守　道夫
寺岡　加代	宮田　　勝	上山　吉哉	清水　良昭	外山　佳孝
村松　真澄	梅田　正博	新谷　晃代	中村加代子	茂木　伸夫
大西　徹郎	鈴木　俊夫	◎夏目　長門	柳澤　繁孝	押村　　進
鈴木　紀子	根岸　明秀	山田　守正	上川　善昭	

● 日本口腔ケア学会ならび日本造血細胞移植学会
　造血細胞移植患者口腔ケアガイドライン作成小委員会

阿部　昌子	根岸　明秀	近津　大地	下地　伸二	有原　和子
藤村　季子	時崎　　洋	重松　明男	◎茂木　伸夫	荒木　光子
古賀　陽子	井上　雅美	田原眞由美	塚越真由美	杉崎　順平
池上由美子	小佐野仁志	成田　　円	鈴木　美佳	阿部　貴惠

（◎委員長，敬称略）

目　次

刊行にあたって

第1章　造血細胞移植患者の口腔ケアの目的 ………………………………………… 1

第2章　造血細胞移植の概要・疫学 …………………………………………………… 3
　　1．造血細胞移植の概略（3）
　　2．同種造血細胞移植の流れ（3）
　　3．自家造血細胞移植の流れ（6）

第3章　口腔の評価 ……………………………………………………………………… 8
　　1．初期評価（8）
　　2．前処置から生着開始（移植後10〜30日）までの好中球減少期における評価（10）
　　3．移植後100日までの生着が開始し造血細胞が再構築される時期における評価（14）
　　4．治療終了後における評価（14）

第4章　口腔の有害事象 ………………………………………………………………… 18
　　1．移植前処置に伴う口腔の有害事象（18）
　　2．急性GvHDに伴う口腔の有害事象（20）
　　3．慢性GvHDに伴う口腔の有害事象（20）

第5章　口腔有害事象の予防 …………………………………………………………… 26
　　1．口腔有害事象に対する予防戦略（概説）（26）
　　2．口腔有害事象予防としての口腔ケアの有効性（27）
　　3．口腔有害事象に対する予防戦略の流れ（28）
　　4．口腔衛生指導（30）
　　5．移植前に行っておくべき歯科治療（33）
　　6．クライオセラピーについて（36）
　　7．全身的な有害事象である菌血症・敗血症に関して（37）

第6章　口腔有害事象に対する処置 …………………………………………………… 44
　　1．口腔粘膜炎（44）
　　2．口腔細菌感染症（44）
　　3．口腔カンジダ症（45）

4．口腔出血（46）
　　5．GvDH（47）
　　6．口腔乾燥（47）

第7章　経過観察 ··· 51
　　1．口腔有害事象症管理に関する経過観察の必要性（51）
　　2．造血幹細胞移植後の経過観察の間隔と期間（52）

第8章　小児の予防と処置 ··· 57
　　1．小児における造血幹細胞移植の特徴（57）
　　2．小児の口腔有害事象（57）
　　3．小児の口腔の診察に必要な配慮と注意（58）
　　4．小児における口腔ケア看護のポイント（58）

資　料　口腔および歯の評価に必要な解剖・用語 ································· 60

索　引 ··· 62

第1章
造血細胞移植患者の口腔ケアの目的

　口腔ケアが全身のケアに深く関わっていることが注目されるようになったのは，Yoneyama ら[1]が1999年Lancet誌に，口腔ケアによって要介護高齢者の誤嚥性肺炎の発症率が減少すると報告したのがきっかけである．その後，人工呼吸器関連肺炎（VAP）[2,3]の予防への有効性や，頭頸部がん[4,5]や食道がん[6]の患者に対する入院前の口腔ケアが，術後の合併症発症率を減少させるという報告が続いた．

　一方，Sonis ら[7]は，造血細胞移植患者に口腔粘膜障害がある群とない群を比較し，口腔粘膜障害がある群ではない群に対し，病院経費が一人当たりおよそ500万円の増加になったと述べている．茂木らは，造血細胞移植患者に専門的な口腔ケアを行った結果，発熱の持続期間や口内痛のためのモルヒネの使用回数，使用量などの減少，摂食不能期間の短縮が認められたと報告している[8]．

　造血細胞移植患者は，白血病[9]などの血液細胞のがん患者である．造血細胞移植患者の治療は他臓器のがん患者と同様に化学療法と放射線照射により行われる．しかし他のがん患者と違って，全身の血液のがん細胞を殺滅するために大量化学療法と全身放射線照射[10]という特殊な負荷がかかる．さらに血液のがん細胞を殺滅後，他人からの正常血液細胞を移植しなければならないため免疫抑制剤[11]の投与が必要となる．そこで，極度の免疫力の低下を招くのである．

　化学療法薬や放射線照射は口腔乾燥を惹起し，口腔粘膜障害を与える．口腔粘膜障害の原因は，化学療法と放射線照射による口腔粘膜細胞の直接破壊やフリーラジカルの発生である．口腔ケアをしていないと口腔細菌の増殖により重篤な口腔粘膜障害が起こり，口腔の病巣が感染巣となり菌血症だけでなく敗血症を起こす危険性がある．

　口腔ケアは看護師が病棟や訪問看護で行っているケアはもとより，歯科衛生士による専門的口腔ケアがある．専門的口腔ケアは医療従事者による専門的な対処として行われる技術，口腔疾患および肺炎の予防やQOLの維持・向上を目的とした口腔衛生管理と口腔領域のリハビリテーションにより，身体的・精神的に生きがいのある日常生活が送れるよう援助する専門的処置[20]と定義されている．

　がん患者は化学療法と放射線照射を行うことにより，唾液腺障害により唾液分泌が低下し，口腔乾燥症や口腔粘膜障害が発生しやすくなる．口腔粘膜障害の発症から口内痛を生じ，摂食機能の低下，会話の逃避や睡眠不足を起こす．消化管への影響には，

悪心や下痢があげられるが，消化管への影響は胃や腸の粘膜だけでなく口腔粘膜にも同様なダメージを与える．

　造血細胞移植患者は化学療法と放射線照射の治療だけでなく，移植後の免疫抑制剤の投与によって，広範囲，重篤な口腔粘膜障害を起こすことがある．これまで述べたように，口腔ケアは，口腔粘膜障害を軽減し重篤な感染症を防止することができ，QOL低下の防止に有効であると考える．

がん・感染症都立駒込病院歯科口腔外科　茂木伸夫

文　献

1) Yoneyama T, Yoshida M, Matsui T and Sasaki H：Oral care and pneumonia, Oral Care Working Group, Lancet, 354(9177)：515, 1999.
2) 関島美咲，山田　忠，今村沙希子，所沢好美，木下富喜子，松島令子：人工呼吸器関連肺炎（VAP）予防対策についての検討，甲信救急集中治療研究，18(1)：95〜100, 2002.
3) 福家伸夫：人工呼吸器関連肺炎（VAP）と口腔ケア　エビデンスに基づいた人工呼吸器関連肺炎（VAP）の予防，看護技術，49(6)：503〜505, 2003.
4) 大西淑美，谷口佳孝，松井正典，伊東真人：頭頸部がん患者における口腔ケア，日歯衛生学会誌，2(1)：180〜181, 2007.
5) 鈴本正樹，藤原啓次，小上真史，林　正樹，保富宗城，他：頭頸部放射線治療における専門的口腔ケアの取り組み，口腔・咽頭科，19(1)：85, 2006.
6) 吉田治志，石飛進吾，野上朋幸，鮎瀬てるみ，大井久美子：当院における食道がん患者の摂食・嚥下障害とリハビリテーションの実態，障害者歯科，30(3)：387, 2009.
7) Sonis ST, Oster G, Fuchs H, Bellm L, Bradford WZ, et al.：Oral mucositis and the clinical and economic outcomes of hematopoietic stem-cell transplantation, J Clin Oncol, 19(8)：2201〜2205, 2001.
8) 茂木伸夫，池上由美子，成田香織，皆川広子，辻　正徳，他：造血細胞移植患者への口腔ケアが在院日数に及ぼす効果，日本口腔ケア学会雑誌，1(1) 14〜20, 2007.
9) 茂木伸夫：白血病，デンタルハイジーン，29(11)：1216〜1217, 2009.
10) 池上由美子，成田香織，茂木伸夫：造血幹細胞移植における口腔ケア：食事につながるケアを目指して　移植前処置における大量化学療法・全身放射線照射を受ける患者の口腔ケア，がん看護，13(3)：387〜391, 2008.

第2章 造血細胞移植の概要・疫学

1 造血細胞移植の概略

　造血細胞移植は，患者自身またはドナーの造血幹細胞を移植することにより造血および免疫系を再構築することを目的として施行される．白血病や悪性リンパ腫などの血液悪性疾患を対象に施行されることが多いが，再生不良性貧血などの血液良性疾患や自己免疫疾患，先天性代謝性障害などの良性疾患も対象となる．造血細胞移植は患者自身の造血幹細胞を移植する自家造血細胞移植（自家移植）と，ドナーの造血幹細胞を移植する同種造血細胞移植（同種移植）に大別される．

　自家移植は，造血の回復が見込めない強度の大量化学療法や放射線治療を行った後に血球回復を目的として行われる．同種移植は通常，ヒト白血球型抗原（Human Leukocyte Antigen：以下HLA）が適合したドナーから施行される．血球回復に加えて，ドナー細胞による同種免疫効果を期待して施行される場合が多い．HLAの重要性が解明された1960年代後半から同種骨髄移植が可能となり[1]，わが国では70年代前半に最初の移植が行われた．近年，造血細胞移植の多様化が進んでおり，高齢者や臓器障害をもつ患者に対しても，施行可能な骨髄非破壊的前処置（Reduced-intensity conditioning：以下RIC, ミニ移植）の普及に伴って，骨髄異形成症候群など高齢者に多い血液疾患に対しても移植が可能となってきている[2]．

　また，骨髄以外の造血幹細胞ソースとして末梢血幹細胞や臍帯血が用いられるようになっている[3]．従来，同種末梢血幹細胞移植は血縁ドナーからのみ可能であったが，2010年度より非血縁ドナーからも施行可能となった．またHLAの適合しないドナーからの移植も多数施行されている（表1）．

　移植法およびドナーソースの拡大に伴って年々移植数は増加しており，わが国では2009年度に同種移植が約2,300件，自家移植が約1,350件施行されている[4]．

2 同種造血細胞移植の流れ

　造血細胞移植をうける患者の多くは血液悪性腫瘍患者であり，化学療法施行歴のある場合が多い．再生不良性貧血や免疫疾患などの血液良性疾患では，免疫抑制剤や輸血療法がなされている．これらの治療歴の中で口内炎や口腔感染症を合併していることもあるため，移植前の治療歴，合併症の把握は重要である[5]．

表1 造血幹細胞移植の分類

1. 自家移植／同種移植
   - 自家移植
   - 同種移植
2. 移植細胞による分類
   - 骨髄移植
   - 末梢血幹細胞移植
   - 臍帯血移植
3. 移植前処置による分類
   - 骨髄破壊的前処置
   - 骨髄非破壊的前処置
4. ドナーによる分類
   - 血縁ドナー
   - 非血縁ドナー
   - HLA 一致
   - HLA 不一致

　造血細胞移植の約1週間前から移植前処置を施行する．移植前処置の目的は，(1) 患者の免疫を抑制することにより移植細胞の生着を促進すること，および (2) 抗腫瘍効果であり，以前は (1)(2) とも重視した大量化学療法，放射線療法からなる骨髄破壊的前処置が行われていたが，前処置関連合併症（Regimen-related toxicity：以下 RRT）のため，高齢者や臓器障害を合併する患者へは施行できなかった．近年は (1) に重点をおいて免疫抑制を主体とした骨髄非破壊的前処置が普及している．これにより高齢者や臓器障害をもつ患者，自家移植歴のある患者に対しても施行可能となった．前処置強度および前処置に使用する抗腫瘍薬の種類や放射線照射の有無，線量により口内炎のリスクは異なると考えられる．

　前処置終了後に造血幹細胞が移植される．同種移植は大きく3つのフェイズに分けられる．
　フェイズ1（生着前）：移植前処置から好中球生着まで
　フェイズ2：生着後早期（〜100日前後）
　フェイズ3：移植後期（100日〜）
でありそれぞれに特有な合併症管理が必要となる（図1)[6]．フェイズ1すなわち移植から好中球球生着までの期間にはRRTによる血球減少および口内炎，下痢などの粘膜障害が2〜4週間程度持続しすることにより易感染性となるため，好中球回復までは通常無菌室管理となる．単純ヘルペスウイルスに対するアシクロビルやカンジダ，アスペルギルスに対する抗真菌薬の予防的投与が行われ，ニューキノロンなどの抗菌

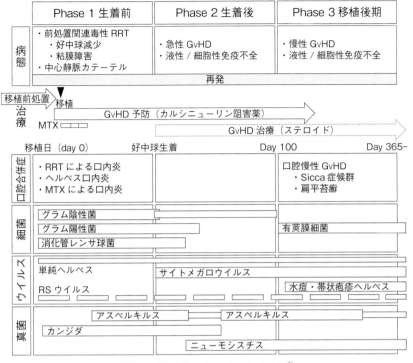

図1　同種造血細胞移植の流れ[6]

薬の予防投与を行う施設が多い．また，好中球減少期の発熱（発熱性好中球減少症，Febrile Neutropenia：以下FN）は重症化のリスクが高いため，起因菌判明前より広域抗生剤の投与を行う．

　好中球生着までの期間は移植細胞によって異なる．末梢血幹細胞移植であれば10～14日間，骨髄移植であれば2～3週間，臍帯血移植であれば3～4週間の期間が必要となる．臍帯血移植では生着不全が約20％の患者で認められる[7]．好中球回復とともに粘膜障害の改善が認められる．血小板は通常，好中球回復に1～2週間遅れて回復してくる．移植後早期から移植片対宿主病（Graft-versus-Host disease：以下GvHD）予防としてシクロスポリンまたはタクロリムスといったカルシニューリンインヒビターに加えてメソトレキセート（methotrexate：以下MTX）やミコフェノール酸モフェチル（mycofenolate mofetil：以下MMF）などの免疫抑制剤が併用される．MTXは生着前の口内炎の原因薬剤となる．フェイズ2すなわち生着からday100までは急性GvHDおよび免疫不全に伴う感染症の管理が重要である[8]．GvHDはドナー由来の免疫担当細胞が患者の各種臓器を攻撃する反応であり，大きく急性GvHDと慢性GvHDに分類される．一般的に移植後100日までのGvHDを急性GvHDといい，皮膚，消化管，肝臓が主要標的臓器となる．皮膚，消化管，肝臓それぞれの臓器症状

を評価し（staging），急性GvHDの重症度を決定する（grading）．重症例ではステロイドが投与される．この時期はサイトメガロウイルスなどのウイルスやアスペルギルス，ニューモシスチス感染症が問題となる．サイトメガロウイルスに対しては血中PCRもしくは抗原血症を定期的にモニタリングし，ウイルスの再活性化を認めた段階で抗ウイルス薬の投与を開始することにより肺炎や腸炎の発症を防ぐ治療戦略（Pre-emptive therapy）がとられることが多い．またニューモシスチス感染症に対してはST合剤による予防投与が施行される．移植後100日以後のGvHDが一般的に慢性GvHDと定義される．皮膚や肝臓などの臓器の他に眼や口腔の乾燥症状，口腔扁平苔癬，呼吸器症状など多彩な症状を示す．GvHDおよびGvHD治療であるステロイド剤投与などにより移植後の免疫不全が重症化し，多彩な感染症を引き起こすため，その管理に難渋することも多い．また，慢性GvHDに伴いQOLの低下が認められる．慢性GvHDおよびそれに伴う免疫不全の時期がフェイズ3と考えられる．

血液悪性疾患の場合には，移植細胞による免疫学的抗腫瘍効果（移植片対腫瘍効果，Graft-vs-Tumor effect：以下GvT）を期待して同種移植が施行されるが，GvHDとGvTの分離は現時点では困難である[9]．

3　自家造血細胞移植の流れ

自家移植は大量化学療法により悪性腫瘍の根絶をはかる治療法であり，大量化学療法後の造血不全に対して自家移植が施行される．通常は65〜70歳までの患者に施行される．化学療法が奏功した患者に施行されることが原則であり，悪性リンパ腫や多発性骨髄腫の患者に対して施行されることが多い．また，一部の化学療法感受性の高い固形腫瘍に対しても施行されることがある．化学療法経過中に患者自身の造血幹細胞を採取・凍結保存しておき，大量化学療法後に移植をすることにより造血が回復する．

自家移植では，ほとんどの症例で移植細胞として末梢血幹細胞が用いられる．生着までの期間は約10〜14日であり，生着不全はほとんど認められない．生着までのRRTは同種移植と同様であり粘膜障害や感染症対策が必要となるが，GvHDは伴わないため，免疫抑制剤の投与も不要である．生着後の合併症のリスクは同種移植と比較して低いと考えられ，合併症関連死は10％未満である．一方でGvT効果は認められず，移植細胞への腫瘍細胞の混入の可能性は否定できないため，再発のリスクは高いと考えられる．

北海道大学病院造血細胞治療センター，検査輸血部　重松　明男

文　献

1) Little MT and Storb R：History of haematopoietic stem-cell transplantation, Nat Rev Cancer, 2：231〜238, 2002.
2) Servais S, Baron F and Beguin Y：Allogeneic hematopoietic stem cell transplantation (HSCT) after reduced intensity conditioning, Transfus Apher Sci, 44(2)：205〜210, 2011.
3) Gluckman E：Ten years of cord blood transplantation：from bench to bedside, Br J Haematol, 147(2)：192〜199, 2009.
4) 日本造血細胞移植学会：平成22年度全国調査報告書，日本造血細胞移植学会データセンター，名古屋，2011.
5) Niscola P, Romani C, Cupelli L, et al.：Mucositis in patients with hematologic malignancies：an overview, Haematologica, 92(2)：222〜231, 2007.
6) Center for International Blood and Marrow Transplant Research (CIBMTR)；National Marrow Donor Program (NMDP)；European Blood and Marrow Transplant Group (EBMT)；American Society of Blood and Marrow Transplantation (ASBMT)；Canadian Blood and Marrow Transplant Group (CBMTG)；Infectious Disease Society of America (IDSA)；Society for Healthcare Epidemiology of America (SHEA)；Association of Medical Microbiology and Infectious Diseases Canada (AMMI)；Centers for Disease Control and Prevention (CDC), Guidelines for preventing infectious complications among hematopoietic cell transplant recipients：a global perspective, Bone Marrow Transplant, 44(8)：453〜558, 2009.
7) Urbano-Ispizua A：Risk assessment in haematopoietic stem cell transplantation：stem cell source, Best Pract Res Clin Haematol, 20(2)：265〜280, 2007.
8) 造血細胞移植ガイドライン GVHD，日本造血細胞移植学会 http://www.jshct.com/guideline/pdf/2009gvhd.pdf.
9) Weiden PL, Sullivan KM, Flournoy N, et al.：Antileukemic effect of chronic graft-versus-host disease：contribution to improved survival after allogeneic marrow transplantation, N Engl J Med, 304：1529〜3153, 1981.

第3章

口腔の評価

1 初期評価

　造血細胞移植を開始する前に，患者の疾患の型，既往治療，病態を把握し，全身状態を評価する必要がある．さらにフル移植では，がん細胞とともに骨髄細胞も含めて壊滅させる目的で大量化学療法，全身放射線照射も前処置として実施されることから，通常の放射線治療や化学療法より多くの有害事象の発症が予測される．

　口腔の処置を開始する前に，原疾患および臓器障害に関する全身の評価を行い，適切な対策を講じる必要がある．その上で口腔および歯の評価を行い，移植前に治療を行ったり，移植後に発生しうる障害の軽減につながる口腔ケアを実施する[1〜13]．

1) 全身の評価
口腔の評価，処置を行う際に必要とされる原疾患および臓器障害に関して把握する[14]．
(1) 原疾患に関する評価：疾患の型，病態，前治療，寛解導入プロトコール
(2) 移植に関する評価：移植の種類，投与される薬剤
(3) その他の臓器障害に関する評価：循環器系，呼吸器系，肝機能，腎機能，感染症，アレルギー

2) 口腔の評価
　う蝕や歯周病は移植後の重篤な感染巣となるため，可能なかぎり移植前に治療しておく必要がある．また，口腔ケアにより口腔粘膜障害の軽減が認められることから，移植前に口腔・歯の評価を行い，適切な管理・指導を行う[15]．口腔の評価の指標として，米国で標準とされている，Eilers J. による口腔アセスメント指標も，評価の一助となる（表2）[16]．

(1) 歯科治療歴：問診，口腔内診査，エックス線写真から，これまで行ってきた治療内容を確認する．修復物や補綴物が粘膜障害の原因にならないか，ブラッシングを困難にするブリッジ等の存在，歯内療法の成否などを評価する．
(2) 症状のある歯：疼痛・腫脹など症状のある歯の評価．症状の種類・程度と発現時期，治療の有無を確認する．移植時期を考慮して治療法を立案する必要がある．
(3) 外傷の既往：顎骨骨折の既往があるか．部位，程度，治療内容と治癒状態，咬

表2 Eilers J. の口腔アセスメント指標[16]

項目	アセスメントの手段/診査方法	スコア	状態
声	聴く/患者と会話する	1	正常
		2	低い，またはかすれる
		3	会話が困難，または痛みを伴う
嚥下	観察/嚥下をしてもらう 咽頭反射テストのため，舌圧子を舌の奥の方に優しく当て押し下げる	1	正常な嚥下
		2	嚥下時に痛みがある，または嚥下が困難である
		3	嚥下ができない
口唇	視診・触診/組織を観察し，触れる	1	滑らかでピンク色で潤いがある
		2	乾燥している，またはひび割れている
		3	潰瘍がある，または出血している
舌	視診・触診/組織の状態を触れ，観察する	1	ピンク色で潤いがあり，乳頭がしっかりしている
		2	舌苔がある，または乳頭が失われてテカリがあり，同時に赤みを帯びていることもある
		3	水疱がある，またはひび割れている
唾液	舌圧子/舌圧子を口腔内に入れ，舌の中心部と口腔底に触れる	1	水っぽくサラサラしている
		2	粘度が高くネバネバしている
		3	唾液が見られない（乾燥している）
粘膜	視診/組織の状態を観察する	1	ピンク色で潤いがある
		2	赤みがある，または被膜に覆われている（白みがかっている），潰瘍はない
		3	潰瘍があり，出血を伴うこともある
歯周	視診・舌圧子/舌圧子や綿棒の先端で優しく組織を押す	1	ピンク色でスティップリング（ミカンの皮状のくぼみ）があり，しっかりしている
		2	浮腫があり，赤みを伴うこともある
		3	自然出血がある，または押さえると出血する
歯と義歯	視診/歯の状態または義歯の接触部分を観察する	1	清潔で残渣がない
		2	部分的に（歯がある場合，歯間など）歯垢や残渣がある
		3	歯肉辺縁や義歯接触部全体に歯垢や残渣がある

合回復について評価する．固定器具，変形治癒，咬合異常による問題点が生じないかを検討する．

(4) 放射線治療歴：口腔，顎顔面部に対する放射線治療歴有する場合，抜歯等の侵襲的処置が制限される．

(5) 口腔習癖：ブラキシズム，Tooth Contacting Habit（TCH），弄舌癖などは，口腔粘膜障害や顎関節障害の誘因となる．

(6) これまでのケア，予防法と習得状況：これまで受けてきた口腔ケアと歯科疾患の予防法およびその習得状況，歯科医師・歯科衛生士による管理状況を確認し，適切な場合は継続する．

(7) 口腔衛生状態：プラークスコア，舌苔，粘膜の汚染状況を評価し，適切なケアプランを立案する．

(8) エックス線学的評価：歯槽骨吸収度，根尖病巣，埋伏歯，顎骨内病変などを検討し，歯周病治療，歯内療法，抜歯，外科療法の必要性を検討する[17]．

3）歯の処置の優先順位

移植治療開始前にすべての歯科治療が終了していることが理想である．そのためには十分な治療期間が確保できるよう，移植が予定された場合，早期に歯科を受診させる必要がある．感染巣の除去，症状や粘膜障害を起こす可能性を排除することを優先させる[5, 8, 10]．

(1) 感染巣に対する治療：移植前処置の1週間前までに終了可能であれば根管治療を実施する．不可能であれば抜歯の適応となる[10]．

(2) 抜歯：破折歯，急性症状のあるう蝕罹患歯や埋伏歯，著明な骨吸収・分岐部病変・動揺を有する歯周病罹患歯（6mm以上のポケット），炎症の可能性のある智歯などが適応となる．移植前処置の2週間前までに終了させる[1, 5, 8, 10, 11]．

(3) 歯周病治療・管理：歯石除去，予防処置およびブラッシング指導を実施する[5, 10]．

(4) 粘膜刺激の除去：粘膜障害を誘発する可能性のある歯の鋭縁や修復物・歯冠補綴物・義歯の調整，歯科矯正装置の調整あるいは撤去を行う．

(5) 歯髄感染・疼痛を起こす可能性のあるう蝕罹患歯：治療期間を考慮し，可能な範囲での治療を行う．

2　前処置から生着開始（移植後10〜30日）までの好中球減少期における評価

造血細胞移植の前処置である大量化学療法，全身放射線照射が実施されると，好中球減少に伴い口腔粘膜障害，口腔乾燥などの有害事象が発症する．そのため口腔の良好な健康状態を維持し，有害事象を管理できるように評価を行う．

1）口腔の評価

がん患者に発症するさまざまな有害事象の評価として，世界共通で用いられる用語基準である Common Terminology Criteria for Adverse Events（CTCAE）が米国 National Cancer Institute（NCI）から公表されている．最新版は第4版であり，日本語訳は日本臨床腫瘍研究グループ（Japan Clinical Oncology Group；以下 JCOG）により「有害事象共通用語基準 v4.0 日本語訳 JCOG 版」（CTCAEv4.0-JCOG）として JCOG ホームページから利用可能である[18]．口腔の有害事象の評価項目を各項に記載した．なお，Eilers J. による口腔アセスメント指標（表2）の適用も可能である．

（1）口腔衛生状態：プラーク付着状況，舌苔や粘膜の汚染状況を評価する．口腔衛生指導を行う際には，血小板数（＜40,000，40,000-75,000，75,000＜）によりブラッシング法・器具を考慮する[1〜12]．

（2）口腔粘膜炎：発症部位，出血の有無，疼痛の程度を評価し，粘膜刺激の原因や除痛法を検討する．また，栄養状態の評価も実施する[5〜11, 19]．

	Grade 1	Grade 2	Grade 3	Grade 4	Grade 5
口腔粘膜炎	症状がない，または軽度の症状がある；治療を要さない	中等度の疼痛；経口摂取に支障がない；食事の変更を要する	高度の疼痛；経口摂取に支障がある	生命を脅かす；緊急処置を要する	死亡
口唇炎	症状がない；臨床所見または検査所見のみ；治療を要さない	中等度の症状がある；身の回り以外の日常生活動作の制限	高度の症状がある；身の回りの日常生活動作の制限；治療を要する	－	－

（3）口腔粘膜感染：原因菌が真菌か，ウイルスか，細菌かにより治療法を検討する[1, 5, 8〜11]．

	Grade 1	Grade 2	Grade 3	Grade 4	Grade 5
粘膜感染	限局性，局所的処置を要する	内服治療を要する（例：抗菌薬／抗真菌薬／抗ウイルス薬）	抗菌薬／抗真菌薬／抗ウイルス薬の静脈内投与による治療を要する；IVR による処置または外科的処置を要する	生命を脅かす；緊急処置を要する	死亡

	Grade 1	Grade 2	Grade 3	Grade 4	Grade 5
口唇感染	限局性,局所的処置を要する	内服治療を要する(例:抗菌薬/抗真菌薬/抗ウイルス薬)	抗菌薬/抗真菌薬/抗ウイルス薬の静脈内投与による治療を要する;IVRによる処置または外科的処置を要する	-	-
歯肉感染	局所治療を要する(うがいやすすぎ)	中等度の症状がある;内服治療を要する(例:抗菌薬/抗真菌薬/抗ウイルス薬)	抗菌薬/抗真菌薬/抗ウイルス薬の静脈内投与による治療を要する;IVRによる処置または外科的処置を要する	生命を脅かす;緊急処置を要する	死亡

(4) 口腔出血

	Grade 1	Grade 2	Grade 3	Grade 4	Grade 5
口腔内出血	軽症:治療を要さない	中等度の症状がある;内科的治療または小規模な焼灼術を要する	輸血/IVRによる処置/内視鏡的処置/待機的外科的処置を要する	生命を脅かす;緊急処置を要する	死亡

(5) 口内痛

	Grade 1	Grade 2	Grade 3	Grade 4	Grade 5
口腔内痛	軽度の疼痛	中等度の疼痛;身の回り以外の日常生活動作の制限	高度の疼痛;身の回りの日常生活動作の制限	-	-
口唇痛	軽度の疼痛	中等度の疼痛;身の回り以外の日常生活動作の制限	高度の疼痛;身の回りの日常生活動作の制限	-	-
歯肉痛	軽度の疼痛	経口摂取の障害となる中等度の疼痛	高度の疼痛;経口での栄養摂取ができない	-	-

(6) 歯の知覚過敏・疼痛:化学療法剤として植物アルカロイドを投与された場合,発症する.通常の知覚過敏処置は無効とされている[5~8,10].

	Grade 1	Grade 2	Grade 3	Grade 4	Grade 5
歯痛	軽度の疼痛	中等度の疼痛；身の回り以外の日常生活動作の制限	高度の疼痛；身の回りの日常生活動作の制限	-	-

(7) 口腔乾燥：乾燥の程度を評価し，保湿法を検討する[8, 20]．

	Grade 1	Grade 2	Grade 3	Grade 4	Grade 5
口内乾燥	症状があるが，顕著な摂食習慣の変化がない（例：口内乾燥や唾液の濃縮）；刺激のない状態での唾液分泌量が>0.2 mL/min	中等度の症状がある；経口摂取に影響がある（例：多量の水，潤滑剤，ピューレ状かつ/または軟らかく水分の多い食物に限られる）；刺激のない状態での唾液分泌量が0.1-0.2 mL/min	十分な経口摂取が不可能；経管栄養またはTPNを要する；刺激のない状態での唾液分泌量が<0.1 mL/min	-	-

(8) 開口障害：開口訓練の適応および開始時期を評価する[3, 5~10]．

	Grade 1	Grade 2	Grade 3	Grade 4	Grade 5
開口障害	摂食障害を伴わない可動域の減少	きざみ食/軟らかい食事/ピューレを必要とする可動域の減少	栄養や水分を十分に経口摂取できない可動域の減少	-	-

(9) 味覚障害

	Grade 1	Grade 2	Grade 3	Grade 4	Grade 5
味覚異常	味覚の変化はあるが食生活は変わらない	食生活の変化を伴う味覚変化（例：経口サプリメント）；不快な味；味の消失	-	-	-

2）観察・評価の頻度

化学療法，放射線治療，支持療法に関連する口腔粘膜炎，口腔乾燥，口内痛，口腔出血，日和見感染，味覚障害などが認められる．そのため，頻回に観察し，1日1回以上の評価を行い，口腔の変化に応じた対応・管理を実施する．適切な口腔ケアは重

要であるが，歯科治療は不可であり，急性症状に対しては支持療法を考慮する[15]．

3 移植後 100 日までの生着が開始し造血細胞が再構築される時期における評価

移植のための化学療法や放射線治療，支持療法に関連する口腔有害事象は，移植後 3～4 週より生着が開始し造血細胞が再構築されることにより軽減しはじめる．一方，この時期には急性 GvHD やウイルス感染症などが見られるようになる．

1）口腔の評価

（1）口腔衛生状態：プラーク付着状況，舌苔や粘膜の汚染状況を評価し，適切な衛生管理方法を検討する[1～11]．
（2）真菌・ウイルス感染
（3）歯の知覚過敏・疼痛
（4）口腔乾燥
（5）口腔 GvHD：びらんや水疱形成など粘膜炎と類似した症状を呈する．化学療法，放射線治療による粘膜障害との鑑別は困難である．口腔 GvHD を発症した場合，皮膚，肝，消化管にも GvHD を発症していることが多い[5,8]．

2）観察・評価の頻度

有害事象は移植後 3～4 週で軽減しはじめる．カンジダ等の真菌，単純ヘルペス等のウイルス感染による口内炎や急性 GvHD に伴う口腔粘膜障害が発症する可能性がある．

毎日口腔の状態を観察し，週 1 回以上の評価を行い，口腔衛生状態の保持，口腔乾燥，口内炎や口腔 GvHD への対応を検討する．特に急性 GvHD については皮膚・肝・消化管障害が主であり，免疫抑制剤による治療が必要となるため，主治医との連携が必要である．侵襲的歯科治療が必要な場合は，免疫抑制状態が持続しているため，主治医との検討を要する[15]．

4 治療終了後における評価

移植後 100 日を経過すると免疫は再構築され，主として維持療法に関連した慢性毒性による口腔有害事象の発症を認める．晩期ウイルス感染，口腔慢性 GvHD，小児の場合は歯や頭蓋顔面の発育異常などが発症する．

1）口腔の評価

（1）口腔衛生状態：最適な口腔衛生状態を保持できているか評価する[1～11]．

(2) 晩期ウイルス感染：単純ヘルペス，パピローマ等のウイルス感染に伴う口腔粘膜症状に留意する[8]．

(3) 口腔慢性 GvHD：扁平苔癬様変化，白板症様変化，硬化性病変による開口障害は，単独で慢性 GvHD と診断できる所見である．白板症は二次癌（扁平上皮癌）への移行も見られるため，定期的な観察，生検が推奨される．ウイルス・真菌感染症や局所ステロイドによる病変との鑑別を要する．また，慢性 GvHD に特徴的な口腔乾燥症，粘膜萎縮，粘液囊胞，偽膜や潰瘍形成などの所見を認める場合もあるが，臨床所見のみでなく組織学的，画像所見などにより他疾患が否定された場合は慢性 GvHD と診断できる[5,8]．

(4) 唾液分泌障害と口腔乾燥：慢性 GvHD による場合と化学療法や放射線治療による症状の場合があり，原因を含めて評価する．唾液分泌促進剤や保湿剤の適応を検討する[20]．

(5) 顎骨骨髄炎・顎骨壊死：顎骨に対する放射線治療やビスフォスフォネート製剤使用歴のある場合，発症する可能性がある．腫脹・疼痛，骨露出，排膿などの有無を評価する[21]．

(6) 開口障害：慢性 GvHD に伴う口腔粘膜の硬化性変化による場合と口腔領域への放射線治療の影響による場合があり，原因を含めて評価する．開口訓練の適応と開始時期，疼痛管理法を検討する[3,5,10]．

(7) 歯や頭蓋顔面の発育異常（小児の場合）：化学療法や放射線治療の影響により発症する．治療時期により，歯の欠損や形成障害，形態異常などの歯の障害，顎骨の発育障害による咬合異常や審美障害など発現状況は異なる．原疾患の治癒状況により治療法を検討する[21,22]．

2）観察・評価の頻度

治療終了後に発症する有害事象は，長期にわたる経過観察が必要である．特に慢性 GvHD と二次癌，口腔乾燥，歯や頭蓋顔面の発育異常に対しては適切な治療が必要となる．

口腔衛生状態や歯周は少なくとも 6 カ月ごとに評価する．口腔慢性 GvHD や口腔乾燥症，開口障害を発症した場合は，より頻繁に経過観察を行う必要があるため，状況により 1～3 カ月ごとに評価し，適切に介入する．免疫機能に障害を有する患者では，侵襲的歯科治療は避けるべきである．口腔慢性 GvHD から二次癌への移行，歯や頭蓋顔面の発育異常は，長期経過の後に発症する場合もあるため，生涯にわたる評価が必要である．良好な口腔の健康状態を維持するため，適切な評価，管理が重要である[15]．

横浜医療センター歯科口腔外科　根岸明秀

文　献

1) Barker GJ : Current practices in the oral management of the patient undergoing chemotherapy or bone marrow transplantation, Support Care Cancer, 7(1) : 17～20, 1999.
2) Sonis S and Kunz A : Impact of improved dental services on the frequency of oral complications of cancer therapy for patients with non-head-and-neck malignancies, Oral Surg Oral Med Oral Pathol, 65(1) : 19～22, 1988.
3) Scully C and Epstein JB : Oral health care for the cancer patient, EurJ Cancer B Oral Oncol, 32B (5) : 281～392, 1996.
4) Toth BB, Martin JW and Fleming TJ : Oral and dental care associated with cancer therapy, Cancer Bull, 43 : 397～402, 1991.
5) Schubert MM, Epstein JB and Peterson DE : Oral complications of cancer therapy, In : Yagiela JA, Dowd FJ, Neidle EA, eds. Pharmacology and Therapeutics for Dentistry. 5th ed., 797～813, St. Louis Mo : Mosby-Year Book Inc, 2004.
6) National Institutes of Health, National Cancer Institute, Consensus Development Conference on Oral Complications of Cancer Therapies : Diagnosis, Prevention, and Treatment. National Cancer Institute Monograph No. 9. Bethesda, Md : National Institutes of Health, 1990.
7) Epstein JB and Schubert MM : Oral mucositis in myelosuppressive cancer therapy, Oral Surg Oral Med Oral Pathol Oral Radiol Endod, 88(3) : 273～276, 1999.
8) Schubert MM, Peterson DE and Lloid ME : Oral complications, In : Blume KG, Forman SJ, Appelbaum RF, eds. Thomas'Hematopoietic Cell Transplantation, 3rd ed. 911～928, Maiden, Mass : Blackweli Science, Inc, 2004.
9) Bavier AR : Nursing management of acute oral complications of cancer, Consensus Development Conference on Oral Complications of Cancer Therapies : Diagnosis, Prevention, and Treatment, National Cancer Institute Monograph No. 9. Bethesda, 23～128, Md : National Institutes of Health, 1990.
10) Little JW, Falace DA, Miller CS and Rhodus NL : Dental Management of the Medically Compromised Patient, 7th ed., 433～461, St. Louis, Mo : Mosby, 2008.
11) Sonis S, Fazio RC and Fang L : Principles and Practice of Oral Medicine, 2nd ed. 426～454, Philadelphia, Pa : W.B. Saunders Co, 1995.
12) Borowski B, Benhamou E, Pico JL, Laplanche A, Margainaud JP and Hayat M : Prevention of oral mucositis in patients treated with high-dose chemotherapy and bone marrow transplantation : A randomised controlled trial comparing two protocols of dental care, EurJ Cancer B Oral Oncol, 30B (2) : 93～97, 1994.
13) da Fonseea MA : Dental care of the pédiatrie cancer patient, Pediatr Dent, 26(1) : 53～57, 2004.
14) Sorror ML, Maris MB, Storb R, Baron F, Sandmaier BM, Maloney DG and Storer B : Hematopoietic cell transplantation (HCT) –specific comorbidity index : a new tool for risk assessment before allogeneic HCT, Blood, 106(8) : 2912～2919, 2005.

15) American Academy on Pediatric Dentistry : Guideline on dental management of pediatric patients receiving chemotherapy, hematopoietic cell transplantation, and/or radiation, Pediatr Dent, 30(7 Suppl) : 219-225, 2008〜2009.
16) Eilers J, Berger AM and Petersen MC : Developmet, testing, and application of the oral assessment guide, Oncol Nurs Forum, 15(3) : 325〜330, 1988.
17) Peters E, Monopoli M, Woo SB and Sonis S : Assessment of the need for treatment of postendodontic asymptomatic periapical radiolucencies in bone marrow transplant recipients, Oral Surg Oral Med Oral Pathol, 76(1) : 45〜48, 1993.
18) 日本臨床腫瘍研究グループ：有害事象共通用語基準 v4.0 日本語訳 JCOG 版，http://www.jcog.jp/doctor/tool/CTCAEv4J_20111217.pdf.
19. Soga Y, Sugiura Y, Takahashi K, Nishimoto H, Maeda Y, Tanimoto M and Takashiba S : Progress of oral care and reduction of oral mucositis -a pilot study in a hematopoietic stem cell transplamtation ward, Support Care Cancer, 19(2) : 303〜307, 2011.
20) Nieuw Amerongen AV and Veerman ECI : Current therapies for xerostomia and salivary gland hypofunction associated with cancer therapies, Support Care Cancer, 11(4) : 226〜231, 2003.
21) Zahrowski JJ : Bisphosphonate treatment : An orthodontic concern for a proactive approach, Am J Orthod Dentofacial Orthop, 131(3) : 311〜320, 2007.
22) Dahllöf G, Jonsson A, Ulmner M and Huggare J : Orrhodontic treatment in long-term survivors after bone marrow transplantation, Am J Orthod Dentof Orthop, 120(5) : 459〜465, 2001.

第4章

口腔の有害事象

1 移植前処置に伴う口腔の有害事象

造血幹細胞移植患者における口腔への有害事象としては，前処置（preparative of conditioning regimen）のレジメンによって有害事象の出方に差はあるが，粘膜炎，感染症，口腔内出血，唾液分泌減少と口腔乾燥症，味覚変化が出現する．

抗がん剤による口内炎の発現頻度は，通常の抗がん剤使用時30〜40％，造血幹細胞移植時（大量抗がん剤使用）70〜90％，抗がん剤と頭頸部への放射線治療併用時ほぼ100％といわれている[1〜5]．口腔粘膜炎は重篤な全身的合併症につながる可能性があり適切な管理が必要である（表3，4）[6〜11]．

1）粘膜炎

粘膜炎は，軽度の炎症から潰瘍形成を伴う粘膜損傷がみられる．骨髄破壊的造血幹細胞移植を受ける患者において，粘膜炎が起こりやすい部位は舌辺縁，軟口蓋，頬粘膜，口唇の内側である．

粘膜炎は移植後6〜12日目をピークに14〜18日に消失する．粘膜炎は疼痛と嚥下障害を引き起こし，食物の摂取や経口薬の内服に影響するため，骨髄破壊的造血幹細胞移植を受ける患者にとっては大きな苦痛を伴う症状の一つである[6, 12]．

2）感染症

造血幹細胞移植患者に生じる口腔粘膜炎では，免疫機能の低下や唾液腺機能の低下により感染が合併しやすい．さらに好中球減少が長期化すると口腔内細菌による菌血症や敗血症を発症する[13]．化学療法による骨髄抑制中には，根尖性歯周炎および歯周病といった急性感染がみられることがあり[14〜17]，化学療法における口腔細菌感染症の有病率は5.8％と報告されている[17]．

前処置の開始前から徹底した口腔管理をすることにより，これらの感染による合併症のリスクを大幅に低下させることができると報告されている[18〜20]．

3）口腔内出血

口腔内出血は，骨髄抑制に伴う血小板減少期間に生じる．血小板数が1万/μL以

表3 標準的前処置レジメン治療に用いられる主な抗がん剤と有害事象

分類	一般名	商品名	有害事象
アルキル化剤	Cyclophosphamide（シクロホスファミド）	エンドキサン	骨髄抑制・嘔気・脱毛・出血性膀胱炎
アルキル化剤	Busulfex（ブスルフェックス）	マブリン	痙攣・骨髄抑制・嘔気・間質性肺炎
アルキル化剤	Meiphalan（メルファラン）	アルケラン	感染症・嘔気・肝障害・骨髄抑制
アルキル化剤	CBDCA（カルボプラチン）	パラプラチン	骨髄抑制・間質性肺炎
代謝拮抗剤	Fludarabine（フルダラビン）	フルダラ	骨髄抑制・嘔吐・間質性肺炎・精神神経障害・消化管出血
トポイソメラーゼ阻害剤	VP-16（エトポシド）	ペプシド	骨髄抑制・間質性肺炎

表4 放射線照射の有害事象

	有害事象
Totalbody irradiation（全身放射線照射）	頭痛・嘔気・口腔乾燥・口腔粘膜炎・味覚障害・間質性肺炎・白内障

下の場合には自然口腔出血のリスクは有意に上昇する.

粘膜炎による潰瘍が生じている部位では,粘膜下血管が損傷を受けることにより出血する.同様に歯肉炎は歯肉出血の原因となる[21].

4）口腔乾燥

口腔乾燥は,唾液腺の機能低下により引き起こされる.造血幹細胞移植患者では,前処置で全身放射線照射と化学療法が実施されるため唾液腺機能が低下する[22].これに伴い口腔乾燥を生じる可能性が高い.

唾液腺機能低下により生じる問題としては,唾液による口腔内の潤滑作用が損なわれ粘膜障害が生じやすい,自浄作用が低下しプラークが堆積しやすい,唾液の緩衝能や唾液pHが障害され,う蝕のリスクが高まる,口腔細菌叢の病原性が高まるなどがあげられる.

5）味覚変化

同種造血幹細胞移植を受けた患者は,味覚の変化や味覚の減少を経験する.カルシニューリン・インヒビターであるcyclosporin（CSP）やtaclorimus（TAC）は金属感,辛味,甘味,酸味,苦味,味を感じないといった味覚の変化をもたらす可能性があ

る[23]．味覚障害は数カ月持続するが，通常は回復する．味覚障害は吐気や食事摂取量の低下，体重減少をもたらし，QOL に有意に影響する．

2 急性 GvHD に伴う口腔の有害事象

急性 GvHD の悪化に伴って口腔の有害事象も悪化する．これは骨髄抑制期と同期である．感染と急性 GvHD が同時に出現するため，細胞周期の早い口腔粘膜は容易に口腔粘膜障害を発症し口内痛を訴える[24]．

1）症状

紅斑や萎縮，浮腫，潰瘍を起こす[25, 26]．やがて口腔粘膜全体に波及し，頬粘膜や口唇にも出現する．

2）原因

急性 GvHD および大量化学療法や放射線量法による口腔粘膜症状である．実際にはこの時期の口腔の有害事象をどちらかと鑑別するには困難を極めることもある．

3）発症頻度

35～60％の移植患者に認められ，早ければ移植後 1，2 週間に発症し，しばしば 18 日以降から 100 日までに起こる[27, 28]．生着後の口腔症状は 89％の患者が経験し，一番辛かった時期は生着直後から 3 カ月までが最も多く，急性 GvHD の口腔症状が 1 番激しいことが示唆される[29]．

3 慢性 GvHD に伴う口腔の有害事象

1）粘膜炎

（1）症状

口腔粘膜炎，萎縮，偽膜性潰瘍，粘液種，口腔周囲の線維症，シェーグレン症候群に類似した口腔乾燥や扁平苔癬などが，口腔粘膜症状として起こる．口腔の潰瘍は，しばしば灰白色や黄色様の偽膜性の血塊で覆われることがある[30〜32]．口腔粘膜は，紅斑性，萎縮性で，角質層の消失，舌は糸状乳頭の消失がみられ，頬粘膜や舌周囲などに歯型様の糜爛が形成される．上顎前歯付着歯肉は，萎縮によりスティップリングが消失し，全体の付着歯肉の炎症は中等度かより悪化傾向を示す[33]．慢性 GvHD の口腔粘膜炎は，より経過の長い症例に血管炎や毛細血管拡張が認められる．

口腔周囲の硬化性変化は，開口障害を助長する[34, 35]．また唾液分泌低下による口腔乾燥や味覚障害を生じる．口腔乾燥は，う蝕や口腔粘膜の感染，疼痛，脆弱，会話，咀嚼，嚥下困難の危険性を増加する[36]．

(2) 発症頻度

口腔粘膜症状は末梢血幹細胞移植で70％，骨髄幹細胞移植で55％，HLA適合同種骨髄移植で33％，HLA不適合血縁者間骨髄移植で49％，HLA適合非血縁者間骨髄移植で64％，と報告されており[37]，わが国では，HLA適合同種骨髄移植で35～48％，HLA適合非血縁者間骨髄移植で45～77％であり[38]，慢性GvHDを全身症状からみても，口腔症状は骨髄幹細胞移植で1位，末梢血幹細胞移植で2位であるとの報告もあり，最も頻回に診られる症状のひとつである．

2) 味覚障害

唾液腺障害により，唾液の分泌が抑制され口腔乾燥を起こしてくることによる原因も考えられる[39]．カンジダにより味覚障害を起こすこともある．

3) カンジダ

ステロイド投与中には，カンジダの出現もみられ，萎縮性のカンジダや紅斑性のカンジダは口腔粘膜の痛みを伴うことが多い[40]．

4) 二次性がん

長期成人あるいは小児の経過例において，二次性がんとして口腔がん特に扁平上皮癌，唾液腺腫瘍が認められる．二次性がんの発生は，一般の人と比較して4倍～5倍，口腔がんに関しては10倍以上と報告されている[41～44]．

がん・感染症都立駒込病院歯科口腔外科　茂木伸夫ほか

文　献

1) Pico JL, Avila-Garavito A and Naccache P. Mucositis : Its Occurrence, Consequences and Treatment in the Oncology Setting, The oncologist, 3(6) : 446～451, 1998.
2) McGuire DB, Altomonte V, Peterson DE, Wingard JR, Jones RJ and Grochow LB : Patterns of mucositis and pain in patients receiving preparative chemotherapy and bone marrow transplantation, Oncology nursing forum, 20(10) : 1493～1502, 1993.
3) Woo SB, Sonis ST, Monopoli MM and Sonis AL : A longitudinal study of oral ulcerative mucositis in bone marrow transplant recipients, Cancer, 72(5) : 1612～1617, 1993.
4) Carl W and Higby DJ : Oral manifestations of bone marrow transplantation, American journal of clinical oncology, 8(1) : 81～87, 1985.
5) Naidu MU, Ramana GV, Rani PU, Mohan IK, Suman A and Roy P : Chemotherapy-induced and/or radiation therapy-induced oral mucositis--complicating the treatment of cancer, Neoplasia New York, NY, 6(5) : 423～431, 2004.

6) Sonis ST, Oster G, Fuchs H, Bellm L, Bradford WZ, Edelsberg J, et al. : Oral mucositis and the clinical and economic outcomes of hematopoietic stem-cell transplantation, J Clin Oncol, 19(8) : 2201〜2205, 2001.
7) Elting LS, Cooksley C, Chambers M, Cantor SB, Manzullo E and Rubenstein EB : The burdens of cancer therapy. Clinical and economic outcomes of chemotherapy-induced mucositis, Cancer, 98(7) : 1531〜1539, 2003.
8) Elting LS, Cooksley CD, Chambers MS and Garden AS : Risk, outcomes, and costs of radiation-induced oral mucositis among patients with head-and-neck malignancies, International journal of radiation oncology, biology, physics, 68(4) : 1110〜1120, 2007.
9) Lalla RV, Sonis ST and Peterson DE : Management of oral mucositis in patients who have cancer, Dental clinics of North America, 52(1) : 61〜77, viii, 2008.
10) Peterson DE and Lalla RV : Oral mucositis : the new paradigms, Current opinion in oncology, 22(4) : 318〜322, 2010.
11) Rosenthal DI : Consequences of mucositis-induced treatment breaks and dose reductions on head and neck cancer treatment outcomes, The journal of supportive oncology, 5(9 Suppl 4) : 23〜31, 2007.
12) Elting LS, Avritscher EB, Cooksley CD, Cardenas-Turanzas M, Garden AS, Chambers MS : Psychosocial and economic impact of cancer, Dental clinics of North America, 52 (1) : 231〜252, x, 2008.
13) Kennedy HF, Morrison D, Kaufmann ME, Jackson MS, Bagg J, Gibson BE, et al. : Origins of Staphylococcus epidermidis and *Streptococcus oralis* causing bacteraemia in a bone marrow transplant patient, Journal of medical microbiology, 49(4) : 367〜370, 2000.
14) Graber CJ, de Almeida KN, Atkinson JC, Javaheri D, Fukuda CD, Gill VJ, et al. : Dental health and viridans *streptococcal bacteremia* in allogeneic hematopoietic stem cell transplant recipients, Bone marrow transplantation, 27(5) : 537〜542, 2001.
15) Peterson DE, Minah GE, Overholser CD, Suzuki JB, DePaola LG, Stansbury DM, et al. : Microbiology of acute periodontal infection in myelosuppressed cancer patients, J Clin Oncol, 5(9) : 1461〜1468, 1987.
16) Akintoye SO, Brennan MT, Graber CJ, McKinney BE, Rams TE, Barrett AJ, et al. : A retrospective investigation of advanced periodontal disease as a risk factor for septicemia in hematopoietic stem cell and bone marrow transplant recipients, Oral surgery, oral medicine, oral pathology, oral radiology, and endodontics, 94(5) : 581〜588, 2002.
17) Hong CH, Napenas JJ, Hodgson BD, Stokman MA, Mathers-Stauffer V, Elting LS, et al. : A systematic review of dental disease in patients undergoing cancer therapy, Support Care Cancer, 18(8) : 1007〜1021, 2010.
18) Peterson DE : Pretreatment strategies for infection prevention in chemotherapy patients, NCI Monogr, (9) : 61〜71, 1990.
19) Sonis ST, Woods PD and White BA : Oral complications of cancer therapies,

Pretreatment oral assessment, NCI Monogr, (9) : 29〜32, 1990.
20) Peters E, Monopoli M, Woo SB and Sonis S : Assessment of the need for treatment of postendodontic asymptomatic periapical radiolucencies in bone marrow transplant recipients, Oral surgery, oral medicine, and oral pathology, 76(1) : 45〜48, 1993.
21) Wandt H, Frank M, Ehninger G, Schneider C, Brack N, Daoud A, et al. : Safety and cost effectiveness of a 10 x 10(9)/L trigger for prophylactic platelet transfusions compared with the traditional 20 x 10(9)/L trigger : a prospective comparative trial in 105 patients with acute myeloid leukemia, Blood, 91(10) : 3601〜3606, 1998.
22) Jensen SB, Pedersen AM, Vissink A, Andersen E, Brown CG, Davies AN, et al. : A systematic review of salivary gland hypofunction and xerostomia induced by cancer therapies : prevalence, severity and impact on quality of life, Support Care Cancer, 18(8) : 1039〜1060, 2010.
23) Marinone MG, Rizzoni D, Ferremi P, Rossi G, Izzi T and Brusotti C : Late taste disorders in bone marrow transplantation : clinical evaluation with taste solutions in autologous and allogeneic bone marrow recipients, Haematologica, 76(6) : 519〜522, 1991.
24) 池田健太郎:放射線治療における口腔内副作用について 教育講座, 日本小児放射線技術, 30 : 17〜21, 2005.
25) Johnson ML and Farmer ER : Graft-versus-host reactions in dermatology, Journal of the American Academy of Dermatology, 38(3) : 369〜392 ; quiz 93〜96, Epub, 1998.
26) Hill GR and Ferrara JL : The primacy of the gastrointestinal tract as a target organ of acute graft-versus-host disease : rationale for the use of cytokine shields in allogeneic bone marrow transplantation, Blood, 95(9) : 2754〜2759, Epub, 2000.
27) Woo SB, Lee SJ and Schubert MM : Graft-vs.-host disease, Critical reviews in oral biology and medicine : an official publication of the American Association of Oral Biologists, 8(2) : 201〜216, Epub, 1997.
28) Sale GE, Shulman HM, Schubert MM, Sullivan KM, Kopecky KJ, Hackman RC, et al. : Oral and ophthalmic pathology of graft versus host disease in man : predictive value of the lip biopsy, Human pathology, 12(11) : 1022〜1030, Epub, 1981.
29) Lee SJ, Kim HT, Ho VT, Cutler C, Alyea EP, Soiffer RJ, et al. : Quality of life associated with acute and chronic graft-versus-host disease, Bone marrow transplantation, 38(4) : 305〜310, Epub, 2006.
30) 門脇賢典, 豊嶋崇徳:造血幹細胞移植における慢性GVHDの発生機序, 臨床免疫・アレルギー科, 53(3) : 337〜342, 2010.
31) Shlomchik WD, Couzens MS, Tang CB, McNiff J, Robert ME, Liu J, et al. : Prevention of graft versus host disease by inactivation of host antigen-presenting cells, Science, 285(5426) : 412〜415, Epub, 1999.
32) Ferrara JL and Reddy P : Pathophysiology of graft-versus-host disease, Seminars in hematology, 43(1) : 3〜10, Epub, 2006.
33) Schubert MM, Sullivan KM, Morton TH, Izutsu KT, Peterson DE, Flournoy N, et al. :

Oral manifestations of chronic graft-v-host disease, Archives of internal medicine, 144(8) : 1591〜1595, Epub, 1984.

34) Schubert MM and Sullivan KM : Recognition, incidence, and management of oral graft-versus-host disease, NCI Monogr, (9) : 135〜143, Epub, 1990.

35) Cunningham BA, Lenssen P, Aker SN, Gittere KM, Cheney CL and Hutchison MM : Nutritional considerations during marrow transplantation, The Nursing clinics of North America, 18(3) : 585〜596, Epub, 1983.

36) Fox PC : Salivary enhancement therapies, Caries research, 38(3) : 241〜246, Epub, 2004.

37) SJ F : Hematopoietic cell transplantation, Second edition ed. 515〜536, Boston : Bladwell scientific publications, 1999.

38) Morishima Y, Sasazuki T, Inoko H, Juji T, Akaza T, Yamamoto K, et al. : The clinical significance of human leukocyte antigen (HLA) allele compatibility in patients receiving a marrow transplant from serologically HLA-A, HLA-B and HLA-DR matched unrelated donors, Blood, 99(11) : 4200〜4206, Epub, 2002.

39) 任　知美，阪上雅史：味覚障害と唾液分泌障害，ENTONI, 117 : 25〜30, 2010.

40) 上川善昭，永山知宏，金川昭啓，原　一正：口腔感染症の update，口腔カンジダ症，歯科医療，24 : 24〜30, 2010.

41) Demarosi F, Lodi G, Carrassi A, Soligo D and Sardella A : Oral malignancies following HSCT : graft versus host disease and other risk factors, Oral oncology, 41(9) : 865〜877, Epub, 2005.

42) Demarosi F, Soligo D, Lodi G, Moneghini L, Sardella A and Carrassi A : Squamous cell carcinoma of the oral cavity associated with graft versus host disease : report of a case and review of the literature, Oral surgery, oral medicine, oral pathology, oral radiology, and endodontics, 100(1) : 63〜69, Epub, 2005.

43) Gallagher G and Forrest DL : Second solid cancers after allogeneic hematopoietic stem cell transplantation, Cancer, 109(1) : 84〜92, Epub, 2006.

44) Curtis RE, Metayer C, Rizzo JD, Socie G, Sobocinski KA, Flowers ME, et al. : Impact of chronic GVHD therapy on the development of squamous-cell cancers after hematopoietic stem-cell transplantation : an international case-control study, Blood, 105(10) : 3802〜3811, Epub, 2005.

第5章 口腔有害事象の予防

1 口腔有害事象に対する予防戦略（概説）

　口腔粘膜炎をはじめとする口腔の有害事象は，造血細胞の移植方法，使用する化学療法薬剤の種類，放射線治療の有無などさまざまな要因によって影響を受けるが，残念ながらこれらを確実に予防する方法はないのが現状である．しかし粘膜炎や口腔内の感染症に対してこれを軽減するための研究はこれまでにも数多く行われ，その中でもエビデンスレベルの高いものも含まれている．

1) MASCCの臨床ガイドライン

　2004年に国際がんサポーティブ学会（Multinational Association of Supportive Care in Cancer：以下MASCC）のMucositis Study Groupと国際口腔腫瘍学会（International Society for Oral Oncology：以下ISOO）は粘膜炎の病因・疫学からその評価法などをまとめ[1]，エビデンスに基づいた粘膜炎に対する臨床ガイドラインを作成した[2]．さらにこのガイドラインは2007年にupdateされ，あらたに追加された項目が示された[3]．その中で化学療法や放射線治療による口腔粘膜炎の予防に対する推奨項目として，

1. 患者やスタッフに対する教育（口腔衛生指導）を含めた口腔ケアプロトコルの作成
2. ソフトな歯ブラシの使用
3. 自己制御式鎮痛法（patient-controlled analgesia with morphine：以下PCA）の使用があげられている．

さらに造血細胞移植（Hematopoietic stem cell transplantation：以下HSCT）のように大量の化学療法（＋放射線治療）を行う場合として，

1. ケラチノサイト成長因子（KGF-1）の投与
2. メルファラン投与を受ける患者に対するクライオセラピー
3. 低出力レーザーの使用

などが推奨されている（表5）．これらのエビデンスに基づいたガイドラインの項目を実践することで，口腔内の粘膜炎をはじめとした有害事象の軽減に結び付くことも報告されており[4]，予防戦略こそがHSCTに際しての口腔ケアの基本であることを改

表5 口腔粘膜炎が認められる患者のケアに対する臨床ガイドライン（2007年アップデート）

Basic oral care and clinical practices（基本的な口腔ケアと適切な臨床応用）

1. 化学療法や放射線治療による口腔粘膜炎を軽減させるためには**口腔ケアのプロトコル**を作成し，この中に**患者とスタッフに対する教育**が含まれていることを推奨する．このプロトコルの中で通常のものより柔らかい**毛先の歯ブラシ**にかえること勧めている．また適切な臨床実践を行うために口腔の痛みや状態を常時評価するための有効な道具の使用が含まれているべきである．治療の期間，フォローアップの期間を通じて歯科的介入が継続していることが必要である．
2. 造血細胞移植を受ける患者には，口腔粘膜炎の痛みに対する治療選択として**モルヒネを使った自己制御式鎮痛法（PCA）**を推奨する．そして患者自身が口腔の痛みについて評価・報告できるようにすることが基本である．

High-dose chemotherapy with or without total body irradiation plus HSCT：Prevention（放射線治療を伴う，または伴わない大量化学療法＋造血細胞移植：予防）

3. 自己移植で大量化学療法と全身放射線治療を受ける血液悪性腫瘍患者では，口腔粘膜炎予防のためにケラチノサイト成長因子-1（Keratinocyte Growth Factor-1：Palifermin）を前処置前3日間，移植後3日間　60 μg/kg/dayの用量で投与することを推奨する．
4. 大量のメルファラン（melphalan）投与を受ける患者に対し，口腔粘膜炎予防のためにクライオセラピーを行うことを推奨する．
5. HSCTを受ける患者の口腔粘膜炎予防にペントキシフィリン（pentoxifylline：脳循環代謝改善薬）を使用することは推奨できない．
6. HSCTを受ける患者の口腔粘膜炎予防にGM-CSF含嗽剤を使用することは推奨できない．
7. 大量化学療法やHSCTに先立つ放射線併用の化学療法を受ける患者の口腔粘膜炎やそれに伴う疼痛を軽減するために低出力レーザーを使用することを推奨する．ただし低出力レーザーは高価で特別な訓練が必要であるのでこれが行える施設に限る．なぜなら術者の技量によって治療成績がばらつき，臨床試験の成果をまとめることが難しいからである．しかし今後もこれを支持するエビデンスが積み重ねられることを望む．

（Keefe D, et al：Updated clinical practice guidelines for the prevention and treatment of mucositis, Cancer, 109(5)：820～831, 2007. より引用）

めて認識する必要があると考える．

2）本邦におけるガイドライン作成

しかしながらMASCCによるガイドラインは，米国を中心とした国外でのエビデンスに基づいたものであり，国内においてそのままこれを適応することはできない．特に薬事承認がかかわる薬物による予防法に関しては国内とは事情が異なり，ケラチノサイト成長因子（KGF-1）であるPaliferminや抗酸化剤であるAmifostineなどは国内では未だ承認されていないため用いることができない．したがってわれわれは国外におけるガイドラインを参考に，本邦における口腔ケアのガイドラインづくりを進めていく必要があると考えている．

また今回のガイドライン作成に当たっては，当然のことながら国内外の文献検索をもとにエビデンスに基づいた"推奨"項目を示すことが重要である一方で，これだけ

ではHSCTに携わる医療関係者や患者に提供できる示唆が限られてしまうため，各予防戦略に関連した文献の中からエビデンスが十分ではないものの参考になると思われる研究をもとに"背景"としてご紹介させていただくことにした．今後もガイドラインが各研究成果に応じたエビデンスに基づいて逐次updateされる必要がある[5]と同時に，これを各関係者に広く情報として共有され臨床の場で実践されることが望まれる．

2　口腔有害事象予防としての口腔ケアの有効性

1）推奨項目

HSCTを受ける患者において，大量の化学療法や放射線治療に伴って起こる口腔粘膜炎などの口腔内の有害事象の予防にはブラッシングや含嗽による口腔ケアは有効で，二次的に起こる菌血症や敗血症の発症の軽減に対しても効果がある可能性が高い．

2）エビデンス（背景）

がん患者に対する化学療法や放射線治療に伴う口腔粘膜炎に対して，早期の歯科受診による事前の歯科治療やブラッシング・含嗽による口腔内のプラークコントロールがこれを軽減する予防策として有効であるという報告はこれまでにも数多く報告されている．

1980年代にすでにSonisら[6]は，非頭頸部腫瘍患者の40％に口腔内不快症状が認められるが，積極的な歯科による介入が口腔内の問題を減らすことができることを報告している．また1989年，アメリカ国立衛生研究所（National Institutes of Health：以下NIH）の"がん治療による口腔の有害事象に関するコンセンサス会議"の中でも"すべてのがん患者は化学療法や放射線治療を行う前にデンタルケアが行われるべきである．さらに歯科医師，歯科衛生士，看護師はそのカリキュラムの中でがん治療に伴う口腔の有害事象について学ぶべきである．"と強調されている[7]．

(1) 粘膜炎予防としての口腔ケア

その後も，白血病をはじめとしたがん患者の治療に伴う口腔の粘膜炎などの予防に，口腔ケアが有効であるかを模索する研究が数多く行われてきてきた．

Carl[8]はがん患者の粘膜炎などの口腔内不快症状に対して口腔ケアと歯科治療が有効であったことを報告し，Levy-Polack[9]は急性リンパ性白血病（Acute Lymphocytic Leukemia：以下ALL）の小児患者に対し，ブラッシング指導に加え重炭酸ナトリウム，クロルヘキシジン，ナイスタチンなどによる口腔ケアを継続的に行うことによって口腔粘膜炎の発症を軽度に抑えることが可能であったと報告している．Chengら[10, 11]は血液の悪性腫瘍を患う小児患者に対する口腔ケアはその教育が難しく，また効果も限りがあるという報告もあるが化学療法後3週間にわたって細かく指示された口腔ケ

ア(ブラッシング・クロルヘキシジン・生理食塩水を用いる)を継続的に行うことによって粘膜炎の症状は軽減し，痛みも緩和することができることを示している．

McGuireら[12]は，2004年に示されたMASCCの粘膜炎に対する口腔ケアのガイドラインを2000年から2005年の文献によるエビデンスに基づいて検証し，改めて患者やスタッフに対する教育(口腔衛生指導)を含めた口腔ケアプロトコルの作成，ソフトな歯ブラシの使用，PCAによる疼痛管理，治療前の歯科治療が粘膜炎の予防に有効であることを述べている．さらにDjuricら[13]は治療前の歯科治療，プラークコントロール，歯石除去などの口腔ケアはOHI，GIの粘膜炎スコアに対し有効であることを，Ohbayashiら[14]はアイスチップを用いたクライオセラピーは予防としては不十分であるが，オーラルヘルスケアは有効であったことを報告している．

しかしながら口腔ケアを行うことによって粘膜炎を完全に予防することは難しく，Santosら[15]のように粘膜炎の発現頻度を減らすことはできないが粘膜炎によって患者が苦しむ期間を減らすことができるとの報告もある．

(2) 菌血症や敗血症予防としての口腔ケア

さらにGreenbergら[16, 17]は，白血病治療において随伴する菌血症や敗血症はその多くにおいて口腔内が感染源となっている可能性があり，化学療法前の歯科治療や継続的な口腔ケアを行うことによってこれをある程度減らすことができることを報告している．一方でBorrowski[18]は骨髄移植患者を対象に積極的な口腔清掃と歯科治療を行った結果，粘膜炎を減らすことはできたが，敗血症の予防には至らなかったと報告している．

(3) 口腔ケアの有効性

口腔粘膜炎をはじめとする口腔内の有害事象は，どんな口腔ケアの介入を行ったとしても完全にこれを予防することはできないのは事実であるが，われわれはこれまでの報告に基づいたうえで早期からの適切なしかも継続した口腔ケアを行うことによって有害事象の重篤度の軽減，患者の苦痛の軽減，発現期間の短縮，さらには在院期間の短縮などに結び付くものと考え，これを推奨する考えである．

3 口腔有害事象に対する予防戦略の流れ

1) 推奨項目

口腔内有害事象の予防戦略は，一連のHSCT治療の各期間に次のような流れで行っていくことが推奨される．

(1) 移植前処置が始まる前に行う予防処置
　・口腔内の診査・アセスメント
　・口腔ケアの重要性についての患者への説明・教育
　・口腔清掃指導と歯石除去

・感染源の除去を優先した歯科治療
(2) 前処置〜生着までの免疫抑制期間の予防処置
 ・口腔清掃の継続
 ・アセスメントの継続
 ・有害事象発症への対応（粘膜保護，疼痛緩和，保湿，感染症予防）
(3) 生着後のGvHDに対する予防処置
 ・口腔清掃の継続
 ・定期的な歯科受診による口腔内アセスメントの継続
 ・特に感染症に対する予防
 ・食事指導

この中で最も大切な予防戦略となるのが口腔内環境の整備であり，大量の化学療法や放射線治療によるダメージを最小限に抑えるために移植の前処置を開始する前までにその大半を終了しておく必要がある[19]．

2）エビデンス（背景）

白血病や悪性リンパ腫などの血液疾患が診断され，治療方針の中にHSCTが選択されると，前処置として大量の化学療法，また放射線治療が行われ，その後移植が行われる．この間，通常数週間にわたって自己免疫機能が著しく低下する．口腔の粘膜炎をはじめとした有害事象が最も顕著に表れるのもこの時期であり，できることなら前処置が始まるまでには予防戦略の大半を終了しておく必要がある．

感染の予防，粘膜の障害を助長するような刺激源の除去，疼痛の緩和を口腔ケアの3つの大きな柱だとすると疼痛の緩和が有害事象を生じた後の対症療法が主体となるのに対して，感染の予防，刺激源の除去は可及的に早期からしかも治療期間を通して継続して行わなければならない極めて重要な作業となる．う蝕や歯周病による口腔内の細菌をいかに減らせるか，う窩や破折などによる鋭利になった歯質，矯正装置など粘膜にとって刺激となる因子をいかに事前に除去しておくか，さらには口腔内粘膜の抵抗力を低下させる口腔内乾燥などをいかに事前に防ぐかなどが有害事象の予防に有効である．

具体的な予防戦略としては
①プロトコルの作成
　まずこれから行われる口腔ケアに際して患者の状況を十分にしかも継続的に把握する必要があり，これを医師，看護師，歯科医師，歯科衛生士，栄養士などチームで情報を共有できるためのプロトコルの作成が必要である．
②患者の口腔ケアに対するモチベーション向上と口腔衛生指導
　a．プラークコントロールならびに歯石除去について

b．含嗽法について
　　c．保湿方法について
③前処置前に行われるべき歯科治療
④クライオセラピー
⑤薬物による予防処置
⑥食事に対する指導
⑦その他（マウスピースなどの防御器具，フッ素の応用，開口障害の予防など）
などがあげられ，以下に詳細な推奨事項を述べていく．

4　口腔衛生指導

1）プラークコントロール

（1）推奨項目

プラークコントロールに関しては次の点に留意されることが推奨される．

①移植前の化学療法や放射線治療が行われる前から，歯科医師・歯科衛生士によるブラッシング指導が行われることにより患者および介助者に対して十分に教育が行われるべきである．

②ブラッシング方法に関して，特に推奨すべき方法についてのエビデンスは少ないが，治療期間を通じて継続的に行われることが口腔粘膜炎の予防上重要であると考えられる．

③口腔粘膜炎が発症し，通常の歯ブラシでのブラッシングが困難な期間については，毛先の柔らかなソフトブラシ，スーパーソフトブラシ，またはスポンジブラシの使用が推奨される．

④口腔乾燥を伴う場合には含嗽剤，保湿剤を併用してこれを行うことが必要である．

（2）エビデンス（背景）

HSCT を受ける患者に対する口腔ケアへの取り組みは，多くの施設からさまざまな報告がなされているが，エビデンスに基づいた方法は確立されていないのが現状である．Schubert ら[20]は，移植治療前から口腔ケアを開始し，移植期間中の各時期の口腔内の異なった様相に対応した口腔衛生指導を行うことが重要であると述べている．

①ブラッシング法について

プラークコントロールを中心とした具体的な口腔ケアに関しては，米国国立研究所（National Cancer Institute：以下 NCI）が，大量化学療法および放射線治療をうける患者に対する口腔ケアを次のように推奨してる[21]．

歯磨きは，ナイロン製の軟毛歯ブラシ（2～3列）を使用し，ブラッシング法としては，歯周溝のプラーク除去を目的としたバス法で，1日に2～3回行うことを推奨する．患者が口腔内に傷を付けずに使用可能であれば，電動歯ブラシあるいは超音波

歯ブラシを用いてもよい．また，ブラッシングをしながら3〜4回水または生食水で口内含嗽することによって，歯磨きによるプラーク除去の効果を高めることにもなる．その際にアルコールを含有する含嗽薬は避けるべきである．

　歯磨きの際に使用する歯磨き剤は，その中に含まれる香料が口腔軟部組織を刺激することがあるため，比較的風味の少ないものを検討すべきである．

　歯磨きを行う際に，15〜30秒ごとに熱湯で歯ブラシを漱ぐことによって，ブラシが軟化し外傷のリスクが低減する．また使用後の歯ブラシは空気乾燥する．

　歯間清掃に関しては，患者が歯肉組織を傷つけることなくデンタルフロスを使用できるのであれば，化学療法期間中を通して継続してもよい．デンタルフロスを使用することにより，歯間空隙より細菌性プラークを除去することができ，その結果歯肉の健康も増進される．その際に，歯磨きも歯間清掃も専門のスタッフの監視下で実施されるべきである．

　またスポンジブラシの使用については，Bavier[22]，Baddourら[23]は，口腔粘膜炎が発症し，通常の歯ブラシでのブラッシングが困難な期間については，十分な清掃性は有しないものの，スポンジブラシや超軟毛歯ブラシをクロルヘキシジンに浸して清掃を行ってもよいと述べている．一方で，スポンジブラシの使用に関しては，NCI[21]は，歯の清掃には有効ではなく，ナイロン性の柔毛歯ブラシのルーチンの代替として考えるべきではない．特に粗いスポンジ面は，磨いている歯の表面の反対側の粘膜表面を刺激し傷つけることがあるので注意が必要であると報告している．

　その他の口腔ケアについては，Schubertら[20]，Littleら[24]は，免疫抑制時期には，爪楊枝や水圧洗浄器などの使用は避けるべきであるとも述べている．

②保湿方法について

　口腔乾燥への対策として，保湿剤の他に人工唾液の使用も考えられるが，角田ら[25]は，噴霧式人工唾液とポリグリセリルメタクリレートを基剤とする保湿剤とを比較して，保湿剤の方が使用感，保湿効果の持続時間ともに優れていたと報告している．その他ポリグリセリルメタクリレートを基剤とする保湿剤の有用性は，多数報告されている[26〜30]．含嗽剤と保湿剤の使用に関しては，山野ら[30]は，保湿剤の使用を，歯磨き，含嗽後に実施することにより，含嗽などで得られた口腔内にある水分が長く保持され，その結果，口腔内の環境が整い，患者の自覚症状の改善が得られたと報告している．

　実際の保湿剤の使用に関しては，茂木ら[31]は，粘膜保護のために，化学療法による粘膜浮腫発症時から歯形が舌側縁や頬粘膜に形成される前から予防的にマウスリンス，マウスジェルを適宜使用したと報告している．

　先にも述べているが，口腔内に発生するさまざまな有害事象の予防のための効果的な口腔ケアの詳細は確立されていないが，われわれはこれまでの報告に基づいたうえで早期からの適切な口腔衛生指導を，治療期間を通して継続して行うことによって有

害事象の重篤度の軽減，患者の苦痛の軽減，発現期間の短縮，さらには在院期間の短縮などに結び付くものと考え，これを推奨する考えである．

2）含嗽
(1) 推奨項目

基本的に各種含嗽剤の有効性に関してのエビデンスは確立されていないが，口腔の保湿，ならびに口腔内の殺菌・消毒を行う上で治療期間を通じての含嗽の遂行は有効であると考えられる．

(2) エビデンス（背景）

①クロルヘキシジンについて

海外では含嗽についての研究の多くはクロルヘキシジンについてのものが多く，このクロルヘキシジンによる含嗽はかなり以前から多くの研究の中でその有効性について論議されてきた．

Addyら[32]は，健常者に対してさまざまな濃度のクロルヘキシジン含嗽剤を用いた場合の唾液中の菌数の測定を行うことによって，その組成が抗菌性の持続性に影響を与えることを示し，Ferrettiら[33,34]は0.12％グルクロン酸クロルヘキシジン含嗽を行うことによって，大量化学療法患者の粘膜のダメージを軽減させることができることを報告している．さらにRutkauskasら[35]は骨髄移植患者に対するクロルヘキシジンの有効性を，またCostaら[36]は急性リンパ芽球性白血病の小児患者に対するクロルヘキシジンの有効性を報告している．しかしながら一方でLanzosら[37]のように，クロルヘキシジンの効果はある程度期待できるものの粘膜炎の予防に関しては，対照群との間に有意差は見られなかったとする報告や，さらにはクロルヘキシジン含嗽による予防効果は無効であると結論づける報告も数多く見られる[38~41]．

このように口腔粘膜炎に対するクロルヘキシジンによる含嗽の予防効果については，エビデンスが確立されるに至っていないことからMASCCのガイドラインの中でも現時点でこれを推奨項目からはずしている．

②その他の含嗽剤について

国内では含嗽に関しては，クロルヘキシジン含嗽よりもアズレンスルホン酸ナトリウムや生理的食塩水，イソジンガーグルによる含嗽を推奨している施設が多いようである．

ポピドンヨードは殺菌消毒効果が高く[42~44]，細菌数を減らす点では効果はあるがプラーク除去効果はない．また一定の時間経過とともに細菌数は元に戻る傾向があり，その効果持続時間についての報告もまちまちである．さらにアルコールを含有するために粘膜への刺激があり，粘膜炎を発症した場合の含嗽としては適さない[45,46]．しかも甲状腺機能障害やヨウ素過敏症患者には禁忌である．

そこで多くの施設で選択されている含嗽剤として，アズレンスルホン酸ナトリウムがある．アズレンスルホン酸ナトリウムは殺菌消毒の効果はないが，創傷治癒促進作用や消炎作用があり[47,48]，アズレンガーグルとして使用する場合やアズレンに2％の濃度で重曹（重炭酸ナトリウム）を配合させた含嗽用ハチアズレとして使用される場合などがある．比較的口腔内が乾燥している場合や吐き気などがある場合でも含嗽しやすく，粘膜炎を発症したのちにも継続的に使用可能であるため選択されやすい[49,50]．

吐き気が強かったり，粘膜炎を発症しアズレンスルホン酸ナトリウムでの含嗽が困難な場合には生理的食塩水が用いられる[46]．最初は塩味を強く感じるが，粘膜への刺激は少なく痛みを伴わずに含嗽することができる．

最近では緑茶やレモン水などを用いたより効果的な含嗽法についての研究も数多く行われており，患者の苦痛がなく継続的に行える含嗽剤を各施設でオリジナルに工夫されているのが現状のようである．

なお粘膜炎などの有害事象が発症し，疼痛管理が目的となる時期にはアズレンや生理的食塩水にキシロカインなどを添加することによって，少しでも疼痛の緩和に役立つ形で含嗽を行うことになるがこの点については別章にて紹介する．

このように含嗽剤については，その有用性について多くの研究が行われているものの，確固たるエビデンスを確立しているものはないのが現状である．しかし含嗽剤の選択よりも，1日最低でも5～8回の含嗽を継続的に行うことによって口腔内の保湿と洗浄を維持することが大切であり，これを遂行することをガイドラインとしても推奨する．

5　移植前に行っておくべき歯科治療

1）推奨項目

歯科病巣は全身感染症の潜在的な原因となるため，抗がん剤療法を開始する前に除去または改善する必要がある．

（1）う蝕，歯髄炎の治療についてのガイドライン

軽度～中程度のう蝕については時間があれば修復処置を行うが，時間がない場合には経過観察とする．ただしう蝕によって生じる歯の鋭縁による刺激を防ぐために，少なくとも暫間充塡・仮封を行っておく必要がある．歯髄炎を併発するような重度のう蝕については抜歯を行うか，時間があれば抜髄処置を行うことによって可及的に保存する．

（2）根尖性歯周炎の治療についてのガイドライン

症状が認められない場合，根尖部の透過像が小さい場合には経過観察，5mmを超えるような大きい場合には，時間があれば根管治療，なければ抜歯が基本的な選択となる．症状が認められる場合には十分な時間があれば根管治療を行うが，抜歯が第1

選択となることが多い．

(3) 辺縁性歯周炎の治療についてのガイドライン

急性症状を示す歯については移植前に抜歯しておく必要がある．症状の認められない場合でも歯周ポケットが著しく深く，また一定以上の動揺が認められる場合には抜歯を推奨する．しかしこれ以外の症例については，歯石除去や口腔清掃指導により改善する努力を行う．

(4) 智歯の抜歯についてのガイドライン

無症候性の智歯については無処置経過観察を推奨し，何らかの症状が認められる智歯については十分に抜歯後の治癒期間が得られる症例に限り抜歯を行う．

2) エビデンス（背景）

前述のとおり移植に伴う前処置または放射線治療による免疫低下・抑制は，二次的に易感染状態を引き起こし，時に敗血症を併発し生命を脅かすことすらある．口腔は病原体侵入の重要な経路となるので，口腔衛生状態の維持と並んで重要となるのが潜在的な口腔感染源の除去，すなわち移植前の歯科治療である[6, 51~53]．NIH によるコンセンサスにおいても「歯科病巣は全身感染症の潜在的な原因となるため抗がん剤療法を開始する前に除去または改善する必要がある．」と述べている[54]．したがって重大な全身的な感染症を防ぐためには移植前のスクリーニングによって潜在的な感染源を特定し，適切な治療を行う必要がある[55]．

その一方で移植前の歯科治療を行うことのできる期間は限られているという現実があること[56]，またこれまでの研究の中には必ずしもこの歯科治療ががん治療の予後に有意に影響を与えないとするもの[57]，HSCT 施行中，施行後の口腔由来の感染症の発生率に有意差を示さなかったとする報告[58] もあり，実施すべき歯科治療は潜在的な感染源のみを対象とした最低限の治療にとどめるべきと考える．しかも QOL の低下を最小限にすること，および抜歯後の治癒期間を十分に考慮することなどを考え合わせると，保存可能な歯をむやみに抜歯することは避けなければならない．以上によりわれわれは，十分な歯科検診の実施に基づいたスクリーニングと移植時期を考慮した管理プロトコルの作成[59]，移植前に感染源を除く事を優先にした上で可及的に保存的な歯科治療を行うことを推奨する．

口腔内の潜在的な感染源としてはう蝕，それに続発する歯髄炎，根尖性歯周炎，さらに歯周病（辺縁性歯周炎），半埋伏智歯などがあげられる．

(1) う蝕，歯髄炎の治療について

Peterson[52] ら，Yamagata ら[59]，American Academy of Pediatric Dentistry[60] によるう蝕についてのガイドラインをまとめると次のようになる．

・軽度から中程度のう蝕（C_1-C_2）で症状がない場合には，暫間修復（仮封）によ

る経過観察を行うか，十分に治療時間がある場合には修復処置を行う．う蝕による歯の鋭縁は，粘膜への刺激となるのでこれを除去しておかなければならない．
- 進行したう蝕や歯髄炎（C_3）については，十分に時間がある場合には抜髄処置〜根管充填処置までを行うが，時間的な制約がある場合には抜歯することもある．
- 残根状態にある歯（C_4）については，基本的に抜歯を行うが時間的制約や血液検査結果によって抜歯ができない場合には，少なくとも感染歯質を極力削除したうえで暫間的に根面を修復し粘膜に刺激にならないようにしておく必要がある．
- 初期のう蝕に対する進行抑制や，う蝕予防のためのフッ素やクロルヘキシジンの応用についての研究も行われているが，エビデンスが十分でないのでこれを推奨するには至っていない．

(2) 根尖性歯周炎の治療について

以前は根尖部に病変が認められる歯は，移植前に積極的に抜歯を行っておくことが移植後の感染症予防には必要であるとされていたが，時間的な制約の中で可能な限り根管治療を行うことによって歯を保存することが可能であること[61]や，また移植前の抜歯のリスクなどを考え合わせると，むやみに抜歯を選択するのではなく条件によっては可及的に歯を保存する治療が望まれると考える．根尖性歯周炎に関しては症状があるか否か，またエックス線透過性の根尖病変があるかどうかが治療方針に大きく影響してくる．症状が全く認められない場合，治療を行わなくてもHSCT療法施行中の感染性合併症の発現には影響しないとの報告[62]や2mm未満のエックス線透過性の根尖病変がHSCT療法施行中に急性転化した症例は認められなかったとする報告[59]などにより，特に根尖部の透過像が5mm以下の場合には積極的な根管治療は必要ないものと考える．

また透過像が5mmを超える場合には時間があれば根管治療を，十分な時間がない場合にはこれを抜歯することもある．一方，腫脹や疼痛，排膿などの急性症状が認められる場合には抜歯が必要となることが多い．移植までに十分な時間がある場合には，根管治療を行うことによってこれを保存しようとする治療も必要であるが，予後が良好でないと判断された場合にはただちに抜歯を行うべきである．

(3) 辺縁性歯周炎の治療について

辺縁性歯周炎（歯周病）は成人口腔内で最も頻度の高い感染症であり，HSCT療法中にも最も感染性合併症になりやすい[63]．しかしながら一方で通常は慢性の経過を示すことが多いため，感染源としての判断に迷いが生じやすい．もちろん歯周ポケットや歯の動揺度，出血など歯周病検査を総合的に判断して免疫が低下した時の感染源になる危険が大きい場合には抜歯が第1選択となる．通常，自発痛や咬合痛，歯肉の腫脹，歯周ポケットからの排膿・出血など急性症状を示す歯については移植前に抜歯しておく必要がある．

症状が認められない場合，積極的に抜歯を推奨する報告[64, 65]と，抜歯には消極的とする報告[66, 67]が混在しているのも事実である．今回のガイドラインでは症状の認められない場合でも歯周ポケットが著しく深く，また一定以上の動揺が認められる場合には抜歯を推奨する．しかしこれ以外の症例については，歯石除去や口腔清掃指導により改善する努力を行うことを優先し，これによって一定の成果が認められない場合には抜歯を行う．

(4) 智歯の抜歯について

半埋伏や完全埋伏の智歯の抜歯に対する考えも歯周病と同様にさまざまで，積極的な抜歯を推奨する考え[64, 65]と，慎重的な考え[66, 67]とがあるが，われわれは無症候性の智歯については無処置経過観察を推奨し，何らかの症状が認められる智歯については十分に抜歯後の治癒期間が得られる症例に限り抜歯を行うことを推奨する．

(5) 小児患者，乳歯の治療について

基本的には成人のガイドラインを適応できるものと考えるが，小児は症状が急性化しやすいことなどを考えると感染に対する防御は成人より慎重に行うべきである．移植までに十分な期間がある場合には，少しでも予後に不安が残るような歯の治療については抜歯を選択した方がよいものと考える．

矯正装置を装着している患者においては，粘膜炎を重篤化させる恐れがあるのでこれを除去しておいた方がよい．可撤式の装置については可能であればこれを継続してもよい．

6 クライオセラピーについて

1) 推奨項目

5-FU（フルオロウラシル）やメルファランを大量に投与する症例において，クライオセラピーは口腔粘膜炎の発症率や重篤化するリスクを低くすることが報告されているが，現在のところ十分なエビデンスが確立されていないため推奨はされない．

2) エビデンス（背景）

クライオセラピーは化学療法に際して，口腔内を冷却することにより局所の血管を収縮，口腔粘膜への抗癌剤の移行を減少させ，フリーラジカルによる口腔粘膜への酸化ストレスを軽減し，口腔粘膜炎を予防する方法である[68~72]．クライオセラピーの特徴は安価であり，また耐容性があることがあげられる．方法は，アイスチップやアイスボール，冷水を抗癌剤投与前5分間，投与中，投与後15〜30分間口腔内に保持することにより口腔内を冷却させるものである[69]．Mahoodら[68]は，5-FU（フルオロウラシル）の血中濃度半減期が短いことに着目し，5-FU大量投与の症例にクライオセラピーを行ったところ，口腔粘膜炎の発症率が有意に減少したことを報告してい

る．また Lilleby ら[70]は，メルファラン大量投与の症例に対し，アイスチップを用いたクライオセラピー群と常温の生理食塩水での含嗽群を無作為に割り当てた結果，クライオセラピー群では口腔粘膜炎の発症率や重篤化するリスクを減少させたことを報告している．この他 Mori ら[73]はシタラビン大量投与の症例に対し同様の報告をしているが，その発生機序について今後検討する必要があるとしている．一方，Gori ら[74]は，骨髄移植後のメソトレキセート投与による口腔粘膜炎の予防にクライオセラピーは有効ではなかったと報告している．このようにクライオセラピーに関するエビデンスは，いまだ十分には確立されていないのが現状である．MASCC によるガイドラインでは 5-FU やエダトレキセートのボーラス投与，または大量のメルファラン投与に限ってクライオセラピーが推奨されている．

7 全身的な有害事象である菌血症・敗血症に関して

1) 推奨項目

　口腔には多数の常在菌や歯周病および歯内療法関連菌が存在するため，口内炎発症部位から感染症を引き起こさないことが重要となる．一定の見解は得られていないが，造血細胞移植に伴う好中球減少期において，口腔内感染源を除去し，口内炎を抑制，あるいは重症化させないことが菌血症・敗血症などの全身的有害事象を予防するためには重要である．そのためには，化学療法前の口腔内感染源除去を目的とした歯科治療や移植期間前後の継続的な口腔ケアを行うことを推奨する．

2) エビデンス（背景）

　造血細胞移植に先立って行われる歯科治療については，がんの治療成績は慢性歯科疾患の存在や急性化の影響を受けないこと[57]また，歯科治療実施の有無によって移植後感染を引き起こす頻度に有意差がないこと[58]などの理由からその必要性を疑問視する報告がある．一方，造血細胞移植前に口腔ケアおよび口腔感染源除去を行うことで，口腔由来の感染症は発症しなかった[59]との報告もあり，一定の見解は得られていないのが現状である．

　また造血細胞移植の際のオーラルマネジメントの実施が，移植後の口内炎および肺炎の発症率低下に寄与する[75,76]との報告がある．また，歯周病患者は CRP 値が高い傾向にあるが，歯周治療を行うことによって，その値が有意に低下する[77]ことも報告されている．

　口内炎は，前述したように，造血細胞移植患者の約 8 割に出現するとされており，菌血症・敗血症の発症のみならず治療計画の変更や医療費の負担などの問題を引き起こす[78]ことが知られている．また造血細胞移植における種々の感染症予防としては，一般的にニューキノロン系抗菌薬，抗真菌薬および抗ウィルス薬が投与されている．

造血細胞移植に伴う好中球減少期の感染症では，移植前処置により粘膜障害を受けた消化管への内因性感染症が問題となり，特に *Pseudomonas aeruginosa* に代表されるグラム陰性菌による敗血症は致死的[79]との報告もある．日本造血細胞移植学会でも予防投与による耐性菌の危険性を十分考慮し，各施設，個々の患者で慎重に薬剤使用法を決定する[80]ように示されている．ただし口腔に起因する疾患が菌血症や敗血症に関わっているとの報告はまだなく，移植に伴う好中球減少期において，口内炎などの出現の予防や，重症化の予防をすることで，二次的に全身的有害事象を予防することになると考えられる．

虎の門病院歯科　杉崎順平
岩手医科大学歯学部口腔医学講座予防歯科学　阿部晶子
北海道大学病院保存系歯科高齢者歯科　阿部貴恵

文　献

1) Sonis ST, Elting LS, Keefe D, et al.：Perspectives on cancer therapy-induced mucosal injury：pathogenesis, measurement, epidemiology, and consequences for patients, Cancer, 100(9 suppl)：1995〜2025, 2004.
2) Rubenstein EB, Peterson DE, Schubert M, et al.：Clinical practice guidelines for the prevention and treatment of cancer therapy-induced oral and gastrointestinal mucositis, Cancer, 100(9 suppl)：2026〜2046, 2004.
3) Keefe D, Schubert M, Elting LS, et al.：Updated clinical practice guidelines for the prevention and treatment of mucositis, Cancer, 109(5)：820〜831, 2007.
4) Brennan MT, Bültzingslöwen I, Schubert MM and Keefe D：Alimentary mucositis：putting the guidelines into practice, Support Care Cancer, 14：573〜579, 2006.
5) Keefe D：Mucositis guidelines：what have they achieved, and where to from here？ Support Care Cancer, 14：489〜491, 2006.
6) Sonis S and Kunz A：Impact of improved dental services on the frequency of oral complications of cancer therapy for patients with non-head-and-neck malignancies, Oral Surg Oral Med Oral Pathol, 65(1)：19〜22, 1988.
7) National Institutes of Health：Consensus development conference statement on oral complications of cancer therapies：diagnosis, prevention, and treatment, Bethesda Md：National Institutes of Health, 1989.
8) Carl W：Oral complications of local and systemic cancer treatment, Curr Opin Oncol, 7(4)：320〜324, 1995.
9) Levy-Polack MP, Sebelli P and Polack NL：Incidence of oral complications and application of a preventive protocol in children with acute leukemia, Spec Care Dentist, 18(5)：189〜193, 1998.
10) Cheng KK, Molassiotis A, Chang AM, Wai WC and Cheung SS：Evaluation of an oral

care protocol intervention in the prevention of chemotherapy-induced oral mucositis in pediatric cancer patients, Eur J Cancer, 37(16) : 2056〜2063, 2001.
11) Cheng KK, Molassiotis A and Chang AM : An oral care protocol intervention to prevent chemotherapy-induced oral mucositis in paediatric cancer patients : a pilot study, Eur J Oncol Nurs, 6(2) : 66〜73, 2002.
12) McGuire DB, Correa ME, Johnson J and Wienandts P : The role of basic oral care and good clinical practice principles in the management of oral mucositis, Support Care Cancer, 14(6) : 541〜547, 2006.
13) Djuric M, Kolarov V, Bellic A and Jankovic L : Mucositis prevention by improved dental care in acute leukemia patients, Support Care Cancer, 14(2) : 137〜146, 2006.
14) Ohbayashi Y, Imataki O, Ohnishi H, et al. : Multivariate analysis of factors influencing oral mucositis in allogeneic hematopoietic stem cell transplantation, Ann Hematol, 87 : 837〜845, 2008.
15) Santos PS, Coracin FL, Barros JCA, Dulley FL, Nunes FD and Magalhäes MG : Impact of oral care prior to HSCT on the severity and clinical outcomes of oral mucositis, Clin Transplant, 25(2) : 325〜328, 2011.
16) Greenberg MS, Cohen SG, McKitrick JC and Cassileth PA : The oral flor as a source of septicemia in patients with acute leukemia, Oral Surg Oral Med Oral Pathol, 53(1) : 32〜36, 1982.
17) Greenberg MS : Prechemotherapy dental treatment to prevent bacteremia, NCL Monogr, (9) : 49〜50, 1990.
18) Borowski B, Benhamou E, Pico JL, Laplanche A, Margainaud JP and Hayat M : Prevention of oral mucositis in patients treated with high-dose chemotherapy and bone marow transplantation : a randomised controlled trial comparing two protocols of dental care, Eur J Cancer B Oral Oncol, 30B(2) : 93〜97, 1994.
19) 大田洋二郎：造血幹細胞移植を受ける患者の口腔ケア，看護技術，52：1270〜1273, 2006.
20) Schubert MM and Peterson DE : Oral complications of hematopoietic cell transplantation, In : Appelbaum FR, Forman SJ, Negrin RS, et al., eds. : Thomas' Hematopoietic Cell Transplantation : Stem Cell Transplantation, 4th ed. 1589〜1607, Oxford, UK : Wiley-Blackwell, 2009.
21) Natinal Cancer Institute : Oral Complications of Chemotherapy and Head/Neck Radiation (PDQ®), National Cancer Institute, Bethesda, 2011.
22) Bavier AR : Nursing management of acute oral complications of cancer, NCI Monogr, 9 : 123〜128, 1990.
23) Baddour LM, Bettman MA, Bolger AF, et al. : Nonvalvular cardiovascular device-related infection, Circ, 108(16) : 2015〜2031, 2003.
24) Little JW, Falace DA, Miller CS and Rhodus Nl : Dental Manegement of the medically Compromised Patient, 7th ed., 433〜461, St. Louis, Mo : Mosby, 2008.
25) 角田博之，新里知佳，若林　類，他：シェーグレン症候群患者におけるオーラルバラン

ス・バイオティーン gel の効果，Denntal Diamond，10：158～161，2001.
26) 森田善仁，他：術前患者の口腔乾燥に対するオーラルバランスの有用性，麻酔，53：772～776，2004.
27) Regelink G, et al.：Efficacy of a synthetic polymer saliva substitute in reducing oral complaints of patients suffering from irradiation-induced xerostomia, Quintessence Int, 29：383～388, 1998.
28) 山本一彦，他：口腔乾燥患者における保湿ジェルの効果，日口粘膜誌，11：1～7，2005.
29) 石丸　正：放射線治療と口腔乾燥症，ENTONI，65：37～41，2006.
30) 山野貴史，他：頭頸部癌放射線治療の口腔乾燥に対するオーラルバランスの有用性について，耳鼻と臨床，54(1)：37～40，2008.
31) 茂木伸夫，池上由美子，成田香織，他：造血細胞移植患者への口腔ケアが在院日数に及ぼす効果，日本口腔ケア学会雑誌，1(1)：14～20，2007.
32) Addy M, Jenkins S and Newcombe R：The effect of some chlorhexidine-containing mouthrinses on salivary bacterial counts, J Clin Periodontol, 18：90～93, 1991.
33) Ferretti GA, Ash RC, Brown AT, Largent BM, Kaplan A and Lillich TT：Chlorhexidine for prophylaxis against oral infections and associated complications in patients receiving bone marrow transplants, J Am Dent Assoc, 114：461～467, 1987.
34) Ferretti GA, Raybould TP, Brown AT, Macdonald JS, Greenwood M, Maruyama Y, Geil J, Lillich TT and Ash RC：Chlorhexidine prophylaxis for chemotherapy and radiotherapy-induced stomatitis：a randomized double-blind trial, Oral Surg Oral Med Oral Pathol, 69：331～338, 1990.
35) Rutkauskas JS and Davis JW：Effects of chlorhexidine during immunosuppressive chemotherapy, A preliminary report, Oral Surg Oral Med Oral Pathol, 76：441～448, 1993.
36) Costa EMM de B, Fernandes MZ, Quindere LB, Souza LB de and Pinto LP：Evaluation of an oral preventive protocol in children with acute lymphoblastic leukemia, Pesqui Odontol Bras, 17：147～150, 2003.
37) Lanzos I, Herrera D, Santos S, O`Connor A, Pena C, Lanzos E and Sanz M：Mucositis in irradiated cancer patients：Effects of an antiseptic mouthrinse, Med Oral Pathol Oral Cir Bucal, 15：e732～738, 2010.
38) Wahlin YB：Effects of chlorhexidine mouthrinse on oral health in patients with acute leukemia, Oral Surg Oral Med Oral Pathol, 68：279～287, 1989.
39) Foote RL, Loprinzi CL, Frank AR, O`Fallon JR, Gulavita S, Tewfik HH, Ryan MA, Earle JM and Novotny P：Randomized trial of a chlorhexidine mouthwash for alleviation of radiation-induced mucositis, J Clin Oncol, 12：2630～2633, 1994.
40) Dodd MJ, Larson PJ, Dibble SL, Miaskowski C, Greenspan D, MacPhail L, Hauck WW, Paul SM, Ignoffo R and Shiba G：Randomized clinical trial of chlorhexidine versus placebo for prevention of oral mucositis in patients receiving chemotherapy, Oncol Nurs Forum, 23：921～927, 1996.

41) Antunes H, Ferreira E, Faria L, Schirmer M, Rodrigues P, Small I, Colares M, Bouzas L and Ferreira C：Streptococcal bacteremia in patients submitted to hematopoietic stem cell transplantation：The role of tooth brushing and use of chlorhexidine, Med Oral Pathol Oral Cir Bucal, 15：e303〜309, 2010.

42) 鴨井久一, 宮田裕之, 扇　正一, 清水智幸, 小出和良, 中島　茂, 小島武志, 西沢　聡, 東堤　稔, 坂本雅子, 土屋利政, 波多江新平：口腔内病原性細菌に対する in vitro でのポピドンヨード溶液の殺菌効果, 日歯周誌, 32：660〜666, 1988.

43) 小川智久, 小延裕之, 鴨井久一, 太田泰史, 清水政之, 山田昌彦：ポピドンヨード含有含嗽剤（イソジンガーグル®）の歯周縁下細菌叢および臨床症状に及ぼす影響, 日歯周誌, 38：354〜358, 1996.

44) 笹岡邦典, 茂木健司, 神野恵治, 根岸明秀：各種口腔ケアの効果に関する検討—口腔常在菌を指標として—第3報ブラッシングの効果, Kitakanto Med J, 58：147〜151, 2008.

45) 西平万知子：造血幹細胞移植患者の口腔内ケア—口腔内感染症予防のすすめ方—, 看護技術, 48：1252〜1257, 2002.

46) 山田真由美：造血幹細胞移植患者の口腔ケア, がん看護, 9：408〜414, 2004.

47) 山崎英正, 他：Guaiazulene の薬理, 特に抗炎症作用と Histamine の遊離作用, 日薬理誌, 53：362〜377, 1958.

48) 柴田芳久, 他：アズレンスルホン酸ナトリウムの抗炎症作用機作, 薬理と臨床, 14：1303〜1311, 1986.

49) 大田洋二郎, 西村哲夫, 全田貞幹：放射線治療と化学療法による口腔粘膜炎の症状緩和方法, 看護技術, 52：1264〜1267, 2006.

50) 池上由美子：造血幹細胞移植後の口腔粘膜障害の予防, 内科, 104：267〜272, 2009.

51) Overholser CD：Periodontal infection in patients with acute non-lymphocytic leukemia：prevalence of acute exacerbations, Arch Intern Med, 142：551〜554, 1982.

52) Peterson DE：Pretreatment strategies for infection prevention in chemotherapy patients, NCL Monogr, 9：61〜71, 1990.

53) Barker GJ：Currentpractices in the oral management of the patient undergoing chemotherapy or bone marrow transplantation, Support Care Cancer, 7：17〜20, 1999.

54) National Institutes of Health Consensus：Development panel. Consensus statement：oral complications of cancer therapy, NCI Monogr, 9：3〜8, 1990.

55) Bergmann O：Oral infections and septicemia in immunocompromised patients with hematologic malignancies, J Clin Microbiol, 26：2105〜2109, 1988.

56) Elad S, Garfunkel AA, Or R, Michaeli E, Shapira MY and Galili D：Time limitations and the challenge of providing infection-preventing dental care to hematopoietic stem-cell transplantation patients, Support Care Cancer, 11：674〜677, 2003.

57) Toljanic JA, Bedard JF, Larson RA and Fox JP：A prospective pilot study to evaluate a new dental assessment and treatment paradigm for patients scheduled to undergo intensive chemotherapy for cancer, Cancer, 85：1843〜1848, 1999.

58) Melkos AB, Massenkeil G, Arnold R and Reichart PA：Dental treatment prior to

stem cell transplantation and its influence on the posttransplantation outcome, Clin Oral Invest, 7：113〜115, 2003.

59) Yamagata K, Onizawa K, Yanagawa T, Hasegawa Y, Kojima H, Nagasawa T and Yoshida H：A prospective study to evaluate a new dental management protocol before hematopoietic stem cell transplantation, Bone Marrow Transplantation, 38：237〜242, 2006.

60) American Academy of Pediatric Dentistry：Clinical guideline on dental management of pediatric patients receiving chemotherapy, hematopoietic cell transplantation, and/or radiation, Pediatr Dent, 26(7 Suppl)：144〜149, 2004.

61) 小松久憲, 小林洋一, 川上 進, 田中 享, 野田 守, 松田康裕, 笹川 航：臓器移植患者に対する感染根管治療, 日歯保存誌, 46(6)：845〜852, 2003.

62) Peters E, Monopoli M, Woo SB and Sonis S：Assessment of the need for treatment of postendodontic asymptomatic periapical radiolucencies in bone marrow transplant recipients, Oral Surg Oral Med Oral Pathol, 76：45〜48, 1993.

63) Akintoye SO, Brennan MT, Graber CJ, Mckinney BE, Rams TE, Barret AJ, et al.：A retrospective investigation of advanced periodontal disease as a risk for septicemia in hematopoietic sterm cell and bone marrow transplant recipients, Oral Surg Oral Med Oral Pathol Oral Radiol Endod, 94：581〜588, 2002.

64) Maxymiw WG and Wood RE：The role of dentistry in patients undergoing bone marrow transplantation, Br Dent J, 167：229〜233, 1989.

65) Carl W：Bone marrow transplants and oral complications, Quintessence Int, 10：1001〜1009, 1984.

66) Mercier P and Precious D：Risks and benefits of removal of impacted third molars, Int J Oral Maxillofac surg, 21：17〜27, 1992.

67) Tai CCE, Precious DS and Wood RE：Prophylactic extraction of third molars in cancer patients, Oral Surg Oral Med Oral Pathol, 78：151〜155, 1994.

68) Mahood DJ, Dose AM, Loprinzi CL, et al.：Inhibition of fluorouracil-induced stomatitis by oral cryotherapy, J Clin Oncol, 9：449〜452, 1991.

69) Aisa Y, Mori T, Kudo M, Yashima T, Kondo S, Yokoyama A, et al.：oral cryotherapy for the prevention of high-dose melphalan-induced stomatitis in sllogeneic hematopoietic stem cell transplantation, Support Care Cancer, 13：266〜269, 2005.

70) Lilleby K, Garcia P, Gooley T, McDonnell P, Taber R, Holmberg L, et al.：A prospective, randomized study of cryotherapy during administration of high-dose melphalan to decrease the severity and duration of oral mucositis in patients with multiple myeloma undergoing autologous peripheral blood stem cell transplantation, Bone Marrow Transplantation, 37(11)：1031〜1035, 2006.

71) Nikoletti S, Hyde S, Shaw T, Myers H and Kristjanson LJ：Comparison of plain ice and flavoured ice for preventing oral mucositis associated with the use of 5 fluorouracil, Clinical Nursing, 14(6)：750〜753, 2005.

72) Tartaron A, Matera R, Romano G, Vigliotti ML and Di Renzo N：Prevention of high-

dose melphalan-induced mucositis by cryotherapy, Leukemia and Lymphoma, 46(4)：633～634, 2005.
73) Mori T, Hasegawa K, Okabe A, Tsujimura N, Kawata Y, Yashima, T et al.：Efficacy of mouth rinse in preventing oral mucositis in patients receiving high-dose cytarabine for allogeneic hematopoietic stem cell transplantation, Int J Hematol, 88：583～587, 2008.
74) Gori E, Arpinati M, Bonnifazi F, Errico A, Mega A, Alberani F, et al.：Cryotherapy in the prevention of oral mucositis in patients receiving low-dose methotrezate following myeloablative allogeneic stem cell transplantation：a prospective randomized study of the Gruppo Italiano Trapianto di Midollo Osseo nurses group, Bone Marrow Transplantation, 39：347～352, 2007.
75) 片岡奈々美，蔵本和咲，長倉祥一，日高道弘，清川哲志，河野文夫，藤好ふみ子：歯科的な立場からみた造血幹細胞移植・化学療法患者の口腔内管理，口腔衛生会誌，55：461, 2005.
76) 片岡奈々美，蔵本和咲，藤好ふみ子：造血幹細胞移植患者への専門的口腔ケアと肺炎症についての臨床的検討，口腔衛生会誌，57：564,2007.
77) Iwamoto Y, Nisimura F, Soga Y, Takeuchi K, Kurihara M, Takashiba S and Murayama Y：Antimicrobial periodontal treatment decreases serum C-reactive protein, tumor necrosis factor-alpha, but not adiponectin, levels in patients with chronic periodontitis, J Periodontol, 74：1231～1236, 2003.
78) Sonis ST：Oral Oncology, 34：39～43, 1998.
79) Yoshida M , Tsubaki K , Kobayashi T, Tanimoto M, Kuriyama K, Murakami H, Minami S, Hiraoka A, Takahashi, Naoe T, Asou N, Kageyama S, Tomonaga M, Saito H and Ohno R：lnt Hematol, 70：261～267, 1999.
80) JSHCT Monograph Vol. 3：〈http://www.jshct.com/〉, The Japan Society for Hematopoietic Cell Transplantation Web,14 May, 2007.

第6章 口腔有害事象に対する処置

　口腔に生じる有害事象の管理は，予後を左右する重要な因子である．口腔有害事象としては，口腔粘膜炎，口腔細菌感染症，口腔出血，GvHD，口腔乾燥，歯周病の悪化などがあげられる．その処置については，複数の施設から種々のガイドラインが報告されている．

1　口腔粘膜炎

　造血幹細胞移植患者における口腔粘膜炎は，重篤な全身的合併症につながる危険性があり適切な管理が必要である[1〜6]．口腔粘膜炎を発症した場合には，この疾患の重症度および患者の血液学的状態に応じて，適切な口腔管理を実施する．十分な口腔衛生状態の獲得と症状の緩和が不可欠である．

1）治療

(1) 口腔粘膜炎は局所因子により悪化することがあり，口腔衛生の徹底と局所療法が有効である．
(2) クライオセラピーは，移植で使用される大量メルファラン含有レジメンを受ける患者を対象に研究されている[7,8]．さらなる研究が必要である．
(3) 種々のレジメによる含嗽，口腔乾燥の管理．
(4) 疼痛コントロールは，局所麻酔薬を加えた含嗽剤（アズレンスルホン酸ナトリウムに4％リドカインを加えたもの）を使用し，疼痛が強い場合はモルヒネなどのオピオイドが投与される．
(5) 報告件数は少ないものの低出力レーザー療法の有効性が報告されている[9〜12]．今後研究の積み重ねが必要である．

2　口腔細菌感染症

　造血幹細胞移植の患者で生じる口腔粘膜炎では，免疫機能の低下，唾液腺機能の低下により感染が合併しやすい．さらに重度の好中球減少症が長期化すると，口腔細菌による菌血症や敗血症を発症する[13〜16]．化学療法による骨髄抑制中には，根尖性歯周炎，および歯周病といった急性感染がみられることがある[17〜20]．化学療法中にお

ける口腔細菌感染症の有病率は5.8％と報告されている[21]．移植前治療の開始前から徹底した口腔管理をすることにより，これらの感染合併症のリスクを大幅に低下させることができると報告されている[22〜24]．

　緑色連鎖球菌および腸球菌（*Enterococci* 種）などのグラム陽性菌が，口腔をフォーカスとする全身感染に関与している．さらに，緑膿菌（*Pseudomonas aeruginosa*），ナイセリア（*Neisseria* 種），および大腸菌（*Escherichia coli*）などのグラム陰性菌も関連している可能性がある．

　口腔細菌感染症は，局所的な因子によって悪化するため移植治療開始前から徹底した口腔ケアが重要である．感染を予防するため歯ブラシによるプラークコントロールを主とした歯周病の管理，口腔乾燥の管理，口腔粘膜炎の管理，根尖性歯周炎の治療などが重要である．免疫機能低下患者では，口腔粘膜炎は感染が合併する．潰瘍性口腔粘膜炎および重度の遷延性好中球減少症を来すと，口腔細菌が全身に播種する[13〜16]．好中球数が1,000 /mm^{3}を下回ると，感染症の発生率および重症度が高くなる[17]．好中球減少症が持続する患者では，重篤な感染が発生するリスクが高くなる[18, 19]．さらに唾液腺機能の障害により，口腔をフォーカスとする感染のリスクが増大することがしられている．慢性歯周疾患があり骨髄機能が低下した患者では，全身性の感染症を発症することがある[21〜26]．

1）治療

(1) 歯周病に対する局所療法には以下のものがあげられる．
- 骨髄機能が低下中は，好中球減少に対する口腔ケアでプラークを低下させることが極めて重要である．

局所療法には以下のものがあげられる．
　① 0.12％グルコン酸クロルヘキシジンによる含嗽（本邦では未承認）
　② 歯周ポケットへの抗菌薬（ミノサイクリン，アジスロマイシン，ドキシサイクリンなど）投与
　③ 歯ブラシによる適切なセルフケアによるプラークコントロール
　④ 定期的な PMTC

3　口腔カンジダ症

　口腔カンジダ症は，*C. albicans* の日和見的な増殖によって引き起こされる．骨髄機能低下，口腔粘膜の損傷および唾液分泌低下などの口腔カンジダ症発症にはいくつかの因子が関わっている．さらに，抗生物質の使用により，菌交代現象が生じ，真菌の増殖が生じる危険性がある[25]．ナイスタチンやアムホテリシンB含嗽薬およびミコナゾールゲルなどの局所抗真菌薬が頻用されるが，好中球減少症患者に対する真菌

感染の予防または治療における有効性には違いがあるとされている[26, 27]．

局所薬は表在性口腔カンジダ症に有用であるが，持続性の真菌感染症に対しては，フルコナゾールが全身的に投与される[28]．

1）治療

カンジダ症は一般に，大多数の人における正常な口腔寄生菌であるカンジダ―アルビカンス（*C. albicans*）の日和見的な増殖によって引き起こされる．薬剤または疾患から誘発される骨髄機能障害，口腔粘膜の損傷および唾液腺機能障害，抗生物質投与による口腔細菌叢の変化など，口腔カンジダ症発症には複数の因子が関わっている[25]．

(1) ナイスタチンやアムホテリシンB含嗽薬およびミコナゾールゲルなどの局所抗真菌薬が頻用されるが，好中球減少症患者に対する真菌感染の予防または治療における有効性には薬剤により違いがあるとされている[26, 27]．

(2) 局所薬は表在性口腔カンジダ症に有用であるが，持続性の真菌感染症に対しては，フルコナゾールが全身的に投与され悪性腫瘍患者の口腔真菌感染の予防や治療に有効とされている[28]．

4　口腔出血

口腔出血は，治療による血小板減少や凝固機能低下により出血傾向を来たし発生することがある．したがって造血幹細胞移植の患者では問題となる[22]．歯肉出血は，血小板数が 20,000 /mm^3 以下に減少した場合，特に歯肉炎または歯周炎が既に存在している場合に発生しやすい．通常のブラッシングでも，歯肉炎および歯周炎がある場合歯肉出血を生じる可能性がある．

出血傾向にある患者では，歯ブラシによるプラークコントロールを控えると感染リスクが高まる可能性があり，出血が促進されるだけでなく，プラークの蓄積による局所および全身感染のリスクが高まる．出血傾向にある患者でも，定期的な歯周病の評価を行うことで歯ブラシによるプラークコントロールが可能である．

造血幹細胞移植患者では，放射線治療や化学療法により出血傾向を呈し口腔出血を来すことがあり，重篤になると予後にも影響しうる．

1）治療

(1) 血小板減少症がある場合は，局所治療に加え適宜血小板輸血が必要である．
(2) 口腔出血の局所治療は，圧迫止血，血管収縮薬（エピネフリン），血餅形成薬（局所トロンビン製剤，止血コラーゲン）などが使用される．

5 GvHD

　移植片対宿主病同種移植または適合非血縁者移植を受けた患者は，移植片対宿主病（GvHD）を発症するリスクがある[29, 30]．急性 GvHD は，移植してから 10 日から 14 日以降に発症する．粘膜紅斑およびびらん，潰瘍，水疱形成が典型的な症状である．感染のリスクや，摂食困難が生じるため，口腔ケアを強化する．

　慢性口腔 GvHD は，扁平苔癬，天疱瘡およびシェーグレン症候群のような，自己免疫疾患に類似する場合が多い．

1）治療

　(1) 急性 GvHD の治療は，ステロイドの全身投与がなされる．口腔粘膜病変に対する局所療法には，ステロイド，アザチオプリン含嗽などがある[16, 31]．さらに，粘膜を保護するため口腔乾燥対策が重要である．

　(2) 口腔の慢性 GvHD は，扁平苔癬，天疱瘡およびシェーグレン症候群のような，自己免疫疾患に類似する場合が多い．口腔の GvHD は，口腔の前癌病変および悪性病変とも関連するとされている．慢性 GvHD の局所療法は，急性 GvHD と同様に保湿が重要である．頰粘膜や舌には保湿ジェルを，歯にはワセリン軟膏を塗布し粘膜に対する機械的刺激を加えないようにする．

　(3) その他の局所治療には，ステロイド剤，アザチオプリン含嗽薬がある．局所シクロスポリンは，治療上有益であると示唆されているが，信頼に足りる報告は少ない．一方欧米では，重篤な口腔乾燥を認める患者には唾液腺機能がある程度保たれていれば全身的にピロカルピンまたはセビメリン投与が有効とされている．しかし，本邦では未承認である．

6 口腔乾燥

　口腔乾燥は唾液腺の機能低下により引き起こされる．造血幹細胞移植患者では，移植前処置で全身放射線照射と化学療法や GvHD により唾液腺機能が低下する[32]．これに伴い口腔乾燥を生じる可能性が高い．唾液腺機能低下により生じる問題としては，唾液による口腔内の潤滑作用が損なわれ粘膜障害が生じやすくなる，自浄作用が低下しプラークが堆積しやすくなる，唾液の緩衝能や唾液 pH が障害され齲蝕のリスクがたかまる，口腔細菌叢の病原性が高まるなどがあげられる．したがって，早期からの口腔ケアが重要である．

　口腔乾燥の治療には，局所的に種々の人工唾液または代用唾液製品や，保湿剤の使用が有効である．全身的にはピロカルピンまたはセビメリンの服用が有効とされているが本邦では未承認である．

1）治療

造血幹細胞移植の患者では，口腔乾燥が高頻度で認められる．唾液腺の機能が低下するとう蝕や歯周病が悪化しやすくなりさらに，口腔粘膜炎を発症しやすくなり，粘膜炎からの感染のリスクが高まる．また，口腔粘膜のGvHDが悪化しやすいため口腔乾燥の予防や治療は重要である．

（1）口腔乾燥の治療には，局所的に種々の人工唾液または代用唾液製品や，保湿効果のある含嗽剤，保湿ジェル，保湿スプレーが有効である．保湿剤の使用頻度については，1日数回から10回程度必要とする報告がある．保湿剤の選択は，保湿効果はジェルが比較的長いが，口腔粘膜炎が重篤であると塗布困難なため適宜含嗽剤やスプレーと併用する．

自治医科大学さいたま医療センター歯科口腔外科　小佐野仁志

文　献

1) Elting LS, Cooksley C, Chambers M, et al.：The burdens of cancer therapy, Clinical and economic outcomes of chemotherapy-induced mucositis, Cancer, 98(7)：1531〜1539, 2003.
2) Elting LS, Cooksley CD, Chambers MS, et al.：Risk, outcomes, and costs of radiation-induced oral mucositis among patients with head-and-neck malignancies, Int J Radiat Oncol Biol Phys, 68(4)：1110〜1120, 2007.
3) Lalla RV, Sonis ST and Peterson DE：Management of oral mucositis in patients who have cancer, Dent Clin North Am, 52(1)：61〜77, viii, 2008.
4) Peterson DE and Lalla RV：Oral mucositis：the new paradigms, Curr Opin Oncol, 22(4)：318〜322, 2010.
5) Rosenthal DI：Consequences of mucositis-induced treatment breaks and dose reductions on head and neck cancer treatment outcomes, J Support Oncol, 5(9 Suppl 4)：23〜31, 2007.
6) Sonis ST, Oster G, Fuchs H, et al.：Oral mucositis and the clinical and economic outcomes of hematopoietic stem-cell transplantation, J Clin Oncol, 19(8)：2201〜2205, 2001.［PUBMED Abstract］
7) Rocke LK, Loprinzi CL, Lee JK, et al.：A randomized clinical trial of two different durations of oral cryotherapy for prevention of 5-fluorouracil-related stomatitis, Cancer, 72(7)：2234〜2238, 1993.
8) Mori T, Yamazaki R, Aisa Y, et al.：Brief oral cryotherapy for the prevention of high-dose melphalan-induced stomatitis in allogeneic hematopoietic stem cell transplant recipients, Support Care Cancer, 14(4)：392〜395, 2006.
9) Spielberger R, Stiff P, Bensinger W, et al.：Palifermin for oral mucositis after intensive therapy for hematologic cancers, N Engl J Med, 351(25)：2590〜2598, 2004.
10) Rosen LS, Abdi E, Davis ID, et al.：Palifermin reduces the incidence of oral mucositis in patients with metastatic colorectal cancer treated with fluorouracil-based

chemotherapy, J Clin Oncol, 24(33) : 5194〜5200, 2006.

11) Low-power laser in the prevention of induced oral mucositis in bone marrow transplantation patients : a randomized trial, Antunes HS, de Azevedo AM, da Silva Bouzas LF, Adão CA, Pinheiro CT, Mayhe R, Pinheiro LH, Azevedo R, D' Aiuto de Matos V, Rodrigues PC, Small IA, Zangaro RA, Ferreira CG, Blood. 2007 Mar, 1 : 109 (5) : 2250〜2255. Epub 2006 Oct 19.

12) Low-power laser to prevent oral mucositis in autologous hematopoietic stem cell transplantation : Chor A, Torres SR, Maiolino A, Nucci M, Eur J Haematol, 2010 Feb, 1 : 84(2) : 178〜179, Epub 2009 Aug 13.

13) Lalla RV, Brennan MT and Schubert MM : Oral complications of cancer therapy, In : Yagiela JA, Dowd FJ, Johnson BS, et al., eds. : Pharmacology and Therapeutics for Dentistry, 6th ed. 782〜798, St. Louis, Mo : Mosby Elsevier, 2011.

14) Schubert MM and Peterson DE : Oral complications of hematopoietic cell transplantation, In : Appelbaum FR, Forman SJ, Negrin RS, et al., eds. : Thomas' Hematopoietic Cell Transplantation : Stem Cell Transplantation. 4th ed. 1589〜1607. Oxford, UK, Wiley-Blackwell, 2009.

15) De Pauw BE and Donnelly JP : Infections in the immunocompromised host : general principles. In : Mandell GL, Bennett JE, Dolin R, eds. : Mandell, Douglas, and Bennett's Principles and Practices of Infectious Diseases. 5th ed. 3079〜3090, Philadelphia, Pa : Churchill Livingstone, 2000.

16) Kennedy HF, Morrison D, Kaufmann ME, et al. : Origins of Staphylococcus epidermidis and *Streptococcus oralis* causing bacteraemia in a bone marrow transplant patient, J Med Microbiol, 49(4) : 367〜370, 2000.

17) Rolston KVI and Bodey GP : Infections in patients with cancer, In : Hong WK, Bast RC Jr, Hait WN, et al., eds. : Holland-Frei Cancer Medicine, 8th ed. 1921〜1940, Shelton, Conn : People's Medical Publishing House-USA, 2010.

18) Giamarellou H and Antoniadou A : Infectious complications of febrile leukopenia, Infect Dis Clin North Am, 15(2) : 457〜482, 2001.

19) Zambelli A, Montagna D, Da Prada GA, et al. : Evaluation of infectious complications and immune recovery following high-dose chemotherapy (HDC) and autologous peripheral blood progenitor cell transplantation (PBPC-T) in 148 breast cancer patients, Anticancer Res, 22(6B) : 3701〜3708, 2002.

20) Schubert MM and Peterson DE : Oral complications of hematopoietic cell transplantation. In : Appelbaum FR, Forman SJ, Negrin RS, et al., eds. : Thomas' Hematopoietic Cell Transplantation : Stem Cell Transplantation, 4th ed, 1589〜1607, Oxford, UK : Wiley-Blackwell, 2009.

21) Peterson DE, Minah GE, Overholser CD, et al. : Microbiology of acute periodontal infection in myelosuppressed cancer patients, J Clin Oncol, 5(9) : 1461〜1468, 1987.

22) Graber CJ, de Almeida KN, Atkinson JC, et al. : Dental health and viridans streptococcal bacteremia in allogeneic hematopoietic stem cell transplant recipients,

Bone Marrow Transplant, 27(5)：537〜542, 2001.
23) Akintoye SO, Brennan MT, Graber CJ, et al.：A retrospective investigation of advanced periodontal disease as a risk factor for septicemia in hematopoietic stem cell and bone marrow transplant recipients, Oral Surg Oral Med Oral Pathol Oral Radiol Endod, 94(5)：581〜588, 2002.
24) Raber-Durlacher JE, Epstein JB, Raber J, et al.：Periodontal infection in cancer patients treated with high-dose chemotherapy, Support Care Cancer, 10(6)：466〜473, 2002.
25) Böhme A, Karthaus M and Hoelzer D：Antifungal prophylaxis in neutropenic patients with hematologic malignancies, Antibiot Chemother, 50：69〜78, 2000.
26) Epstein JB, Vickars L, Spinelli J, et al.：Efficacy of chlorhexidine and nystatin rinses in prevention of oral complications in leukemia and bone marrow transplantation, Oral Surg Oral Med Oral Pathol, 73(6)：682〜689, 1992.
27) Ellis ME, Clink H, Ernst P, et al.：Controlled study of fluconazole in the prevention of fungal infections in neutropenic patients with haematological malignancies and bone marrow transplant recipients, Eur J Clin Microbiol Infect Dis, 13(1)：3〜11, 1994.
28) Lalla RV, Latortue MC, Hong CH, et al.：A systematic review of oral fungal infections in patients receiving cancer therapy, Support Care Cancer, 18(8)：985〜992, 2010.
29) Schubert MM and Sullivan KM：Recognition, incidence, and management of oral graft-versus-host disease, NCI Monogr, (9)：135〜143, 1990.
30) Demarosi F, Bez C, Sardella A, et al.：Oral involvement in chronic graft-vs-host disease following allogenic bone marrow transplantation, Arch Dermatol, 138(6)：842〜843, 2002.
31) Epstein JB, Nantel S and Sheoltch SM：Topical azathioprine in the combined treatment of chronic oral graft-versus-host disease, Bone Marrow Transplant, 25(6)：683〜687, 2000.
32) Jensen SB, Pedersen AM, Vissink A, et al.：A systematic review of salivary gland hypofunction and xerostomia induced by cancer therapies：prevalence, severity and impact on quality of life, Support Care Cancer, 18(8)：1039〜1060, 2010.

第7章 経過観察

　造血幹細胞移植患者は，免疫機能が回復に時間を要するため移植片生着後も長期に渡り合併症の管理が必要といわれている．移植後の晩期口腔合併症として頻度が高いものには，唾液腺機能低下に伴う口腔乾燥，GvHD，口腔の二次性悪性腫瘍の発生がしられている．さらに，白血病やリンパ腫では疾患の再発が口腔内にみられることがある．以上の観点から，口腔においても長期経過観察が必要である．

1　口腔有害事象症管理に関する経過観察の必要性

　造血幹細胞移植後の患者において，口腔に対する経過観察をすれば移植の治療成績に寄与するかを論じた報告はほとんどみられない．造血幹細胞移植後の有害事象の管理は重要[1,2]であり，口腔有害事象の管理も長期的に行うことが推奨される．

　移植後の口腔合併症には，1）免疫機能回復までの感染予防，2）GvHD，3）口腔に生じる二次癌，4）原病の再発，5）唾液腺機能障害，6）味覚障害などがあげられる．

1）感染予防

　移植後に免疫機能が回復するまでプラークコントロールの徹底は，悪性腫瘍治療による口腔合併症の発生率および重症度を低下させるために重要である[2〜5]．化学療法および放射線療法で考えられる副作用に加えて，口腔衛生状態維持について重要性の理論的根拠を提供しなければならない．徹底した口腔衛生は，悪性腫瘍治療前から口腔衛生を開始することに重点をおいて，治療のすべての段階において重要である．

2）口腔 GvHD

　免疫機能の異常があるため慢性 GvHD を有する患者においては，緊急性がない限り移植後1年間歯科処置は避けるべきだとする意見がある[6]．

　同種移植の治療成績に影響する合併症として，GvHD があげられる[7〜13]．口腔粘膜にも GvHD が生じ口腔癌の誘因と考えられその管理は重要である．長期的に見られることがあり，その長期的管理が必要である．日本造血移植学会のガイドライン[14]によれば，口腔の慢性 GvHD は粘膜 lichen planus 様病変と leukoplakia（過剰角化），

口および周囲皮膚の硬化性変化があり，leukoplakia は二次癌（扁平上皮癌）との鑑別を要するため定期的な生検が勧められる，としている．

3）口腔に生じる二次癌

移植を受けた患者に認められる軟部組織の腫瘤およびリンパ節症では，移植後の二次性原発悪性腫瘍として発生したリンパ増殖性疾患を想定しなければならないといわれている．

4）原発病変の再発

白血病や悪性リンパ腫が口腔に浸潤することがしられ，局所的病因とは考えにくい，歯肉浸潤，口腔感染や出血は，特に白血病またはリンパ腫の治療を受けている患者では，疾患再燃の可能性を示すことがある．

5）唾液腺機能障害および味覚障害

移植前の化学療法や放射線治療により，唾液性機能の障害がみられ歯周病やう蝕の発症のリスクとなる．継続したプラークコントロールが必要である．さらに味覚の異常も食欲の減退につながるため，継続した管理が必要である．

2 造血幹細胞移植後の経過観察の間隔と期間

1）口腔合併症に対する経過観察の間隔と，期間についての論文はほとんどないのが現状である．内科的な経過観察の間隔について米国のガイドライン[27]では，患者の状態が落ち着いていれば，退院後1カ月は週1回，その後2カ月は2週間に1回，その後退院12カ月までは1カ月1回の経過観察が推奨されている．

2）移植後に二次性癌が生じることが知られ，口腔にも扁平上皮癌が生じる[28〜47]．移植後の口腔癌の発症時期は，Kruse[37]によれば5〜9年で多いとされ，発症には慢性GvHDとの関連が強かったとの報告がある．したがって，口腔に慢性GvHDを有する患者では，5年目以降も厳重な経過観察が推奨される．

自治医科大学さいたま医療センター歯科口腔外科　小佐野仁志

文　献

1) Flowers MED and Deeg HJ：Delayed complications after hematopoietic cell transfplantation, In：Blume KG, Forman SJ,Applebaum FR,eds. Thoms' Hematopoietic zcell Transplantation, Third edition.Malden,MA：Wiley-Blackwell, 944〜961, 2004.
2) Akintoye SO, Brennan MT, Graber CJ, McKinney BE, Rams TE, Barrett AJ, et al.：A retrospective investigation of advanced periodontal disease as a risk factor for septicemia in hematopoietic stem cell and bone marrow transplant recipients, Oral

Surg Oral Med Oral Pathol Oral Radiol Endod, 94(5) : 581～588, 2002.
3) Dobr T, Passweg J, Weber C, Tichelli A, Heim D, Meyer J, et al. : Oral health risks associated with HLA-types of patients undergoing hematopoietic stem cell transplantation, Eur J Haematol, 78(6) : 495～499, 2007.
4) Soga Y, Saito T, Nishimura F, Ishimaru F, Mineshiba J, Mineshiba F, et al. : Appearance of multidrug-resistant opportunistic bacteria on the gingiva during leukemia treatment, J Periodontol, 79(1) : 181～186, 2008.
5) Soga Y, Yamasuji Y, Kudo C, Matsuura-Yoshimoto K, Yamabe K, Sugiura Y, et al. : Febrile neutropenia and periodontitis : lessons from a case periodontal treatment in the intervals between chemotherapy cycles for leukemia reduced febrile neutropenia, Support Care Cancer, 17(5) : 581～587, 2009.
6) Demarosi F, Lodi G, Carrassi A, Moneghini L, Sarina B and Sardella A : Clinical and histopathological features of the oral mucosa in allogeneic haematopoietic stem cell transplantation patients, Exp Oncol, 29(4) : 304～308, 2007.
7) Dominguez Reyes A, Aznar Martín T, Barbería Leache E and Cabrera Suárez E : Oral manifestations of graft versus host disease, Case report, Med Oral, 8(5) : 361～365, 2003.
8) Grzegorczyk-Jaźwińska A, Kozak I, Karakulska-Prystupiuk E, Rokicka M, Ganowicz E, Dwilewicz-Trojaczek J, et al. : Transient oral cavity and skin complications after mucositis preventing therapy (palifermin) in a patient after allogeneic PBSCT, Case history, Adv Med Sci, 51 Suppl 1 : 66～68, 2006.
9) Imanguli MM, Alevizos I, Brown R, Pavletic SZ and Atkinson JC : Oral graft-versus-host disease, Oral Dis, 14(5) : 396～412, 2008.
10) Khan FM, Sy S, Louie P, Ugarte-Torres A, Berka N, Sinclair GD, et al. : Genomic instability after allogeneic hematopoietic cell transplantation is frequent in oral mucosa, particularly in patients with a history of chronic graft-versus-host disease, and rare in nasal mucosa, Blood, 116(10) : 1803～1806, 2010.
11) Treister NS, Cook EF, Antin J, Lee SJ, Soiffer R and Woo SB : Clinical evaluation of oral chronic graft-versus-host disease, Biol Blood Marrow Transplant, 14(1) : 110～115, 2008.
12) Treister NS, Woo SB, O'Holleran EW, Lehmann LE, Parsons SK and Guinan EC : Oral chronic graft-versus-host disease in pediatric patients after hematopoietic stem cell transplantation, Biol Blood Marrow Transplant, 11(9) : 721～731, 2005.
13) Ahmad I, Labbé AC, Chagnon M, Busque L, Cohen S, Kiss T, et al. : Incidence and Prognostic Value of Eosinophilia in Chronic Graft-versus-Host Disease after Nonmyeloablative Hematopoietic Cell Transplantation, Biol Blood Marrow Transplant, 2011.
14) 日本造血細胞移植学会：造血細胞移植ガイドライン GVHD, 日本造血学会ガイドライン, 2008.
15) Allabert C, Estève E, Joly P, Troussard X, Comoz F, Courville P, et al. : Mucosal

involvement in lymphomatoid papulosis : four cases, Ann Dermatol Venereol, 135(4) : 273〜278, 2008.

16) Cabane J, Godeau P, Chomette G, Auriol M, Szpirglass H and Raphael M : Buccal lymphomatoid granulomatosis, Rev Med Interne, 11(1) : 69〜72, 1990.

17) Chimenti S, Fargnoli MC, Pacifico A and Peris K : Mucosal involvement in a patient with lymphomatoid papulosis, J Am Acad Dermatol, 44(2 Suppl) : 339〜341, 2001.

18) del Río E, Sánchez Yus E, Requena L, García Puente L and Vázquez Veiga H : Oral pseudolymphoma : a report of two cases, J Cutan Pathol, 24(1) : 51〜55, 1997.

19) Bschorer R, Lingenfelser T, Kaiserling E and Schwenzer N : Malignant lymphoma of the mucosa-associated lymphoid tissue (MALT) --consecutive unusual manifestation in the rectum and gingiva, J Oral Pathol Med, 22(4) : 190〜192, 1993.

20) Dodd CL, Greenspan D, Heinic GS, Rabanus JP and Greenspan JS : Multi-focal oral non-Hodgkin's lymphoma in an AIDS patient, Br Dent J, 175(10) : 373〜377, 1993.

21) Atkinson K, Biggs J, Concannon A, Dodds A, Dale B and Norman J : Second marrow transplants for recurrence of haematological malignancy, Bone Marrow Transplant, 1(2) : 159〜166, 1986.

22) Haznedaroğlu IC, Ustündağ Y, Benekli M, Savaş MC, Safali M and Dündar SV : Isolated gingival relapse during complete hematological remission in acute promyelocytic leukemia, Acta Haematol, 93(1) : 54〜55, 1995.

23) Izumi T, Hatake K, Imagawa S, Yoshikda M, Ohta M, Sasaki R, et al : A case of acute promyelocytic leukemia (APL) with myeloblastoma in the oral cavity developing after receiving all-trans retinoic acid (ATRA), Rinsho Ketsueki, 35(6) : 598〜602, 1994.

24) Maygarden SJ, Askin FB, Burkes EJ, McMillan C and Sanders JE : Isolated extramedullary relapse of acute myelogenous leukemia in a tooth, Mod Pathol, 2(1) : 59〜62, 1989.

25) Papamanthos MK, Kolokotronis AE, Skulakis HE, Fericean AM, Zorba MT and Matiakis AT : Acute myeloid leukaemia diagnosed by intra-oral myeloid sarcoma, A case report, Head Neck Pathol, 4(2) : 132〜135, 2010.

26) Yoo SW, Chung EJ, Kim SY, Ko JH, Baek HS, Lee HJ, et al. : Multiple extramedullary relapses without bone marrow involvement after second allogeneic hematopoietic stem cell transplantation for acute myeloid leukemia, Pediatr Transplant, 2011.

27) Fred Hutchinson Cancer Research Center/Seattle Cancer Care Alliance : Long-Term Follow-up After Hematopoietic Stem Cell Transplant Eneral Guidelines for Referring Physicians, Version April, 2011.

28) Arai Y, Arai H, Aoyagi A, Yamagata T, Mitani K, Kubota K, et al. : A solid tumor of donor cell-origin after allogeneic peripheral blood stem cell transplantation, Am J Transplant, 6(12) : 3042〜3043, 2006.

29) Au WY, Chan EC, Pang A, Lie AK, Liang R, Yuen AP, et al. : Nonhematologic malignancies after allogeneic hematopoietic stem cell transplantation : incidence and

molecular monitoring, Bone Marrow Transplant, 34(11) : 981〜985, 2004.
30) Ben-Yosef R, Braverman I, Saah D, Nagler R, Shohat S, Or R, et al. : Mucosal melanoma following autologous stem cell transplantation for non-Hodgkin's lymphoma (NHL), Bone Marrow Transplant, 18(5) : 1017〜1019, 1996.
31) Demarosi F, Lodi G, Carrassi A, Soligo D and Sardella A : Oral malignancies following HSCT : graft versus host disease and other risk factors, Oral Oncol, 41(9) : 865〜877, 2005.
32) Elad S, Levitt M and MYS : Chronic graft-versus-host-disease involving the oral mucosa : clinical presentation and treatment, Refuat Hapeh Vehashinayim, 25(4) : 19〜27, 72, 2008.
33) Fujii H, Ueda Y and Nakagawa H : Secondary solid tumors in autologous-peripheral blood stem cell transplantation recipients, Rinsho Ketsueki, 41(8) : 621〜627, 2000.
34) Hamadah I, Binamer Y, Alajlan S, Nassar A and Saleh AJ : Squamous cell carcinoma of the lip after allogeneic hemopoietic stem cell transplantation, Hematol Oncol Stem Cell Ther, 3(2) : 84〜88, 2010.
35) Keating MJ : Chronic lymphocytic leukemia, Clinical oral poster session, Hematol Cell Ther, 42(1) : 35〜39, 2000.
36) Khan FM, Sy S, Louie P, Ugarte-Torres A, Berka N, Sinclair GD, et al. : Genomic instability after allogeneic hematopoietic cell transplantation is frequent in oral mucosa, particularly in patients with a history of chronic graft-versus-host disease, and rare in nasal mucosa, Blood, 116(10) : 1803〜1806, 2010.
37) Kruse AL and Grätz KW : Oral carcinoma after hematopoietic stem cell transplantation-a new classification based on a literature review over 30 years, Head Neck Oncol, 1 : 29, 2009.
38) Lee SJ and Flowers ME : Recognizing and managing chronic graft-versus-host disease, Hematology Am Soc Hematol Educ Program : 134〜141, 2008.
39) Majhail NS, Brazauskas R, Rizzo JD, Sobecks RM, Wang Z, Horowitz MM, et al. : Secondary solid cancers after allogeneic hematopoietic cell transplantation using busulfan-cyclophosphamide conditioning, Blood, 117(1) : 316〜322, 2011.
40) Meier JK, Wolff D, Pavletic S, Greinix H, Gosau M, Bertz H, et al. : Oral chronic graft-versus-host disease : report from the International Consensus Conference on clinical practice in cGVHD, Clin Oral Investig, 15(2) : 127〜139, 2011.
41) Munakata W, Sawada T, Kobayashi T, Kakihana K, Yamashita T, Ohashi K, et al. : Mortality and medical morbidity beyond 2years after allogeneic hematopoietic stem cell transplantation : experience at a single institution, Int J Hematol, 93(4) : 517〜522, 2011.
42) Noguchi K, Nakase M, Inui M, Nakamura S, Okumura K and Tagawa T : A case of tongue carcinoma associated with chronic graft-versus-host disease after allogeneic haematopoietic stem cell transplantation, Aust Dent J, 55(2) : 200〜202, 2010.
43) Petropoulos D, Worth LL, Mullen CA, Madden R, Mahajan A, Choroszy M, et al. :

Total body irradiation, fludarabine, melphalan, and allogeneic hematopoietic stem cell transplantation for advanced pediatric hematologic malignancies, Bone Marrow Transplant, 37(5) : 463〜467, 2006.
44) Reddy NM, Sullivan MA, Hahn TE, Battiwalla M, Smiley SL and McCarthy PL : Association of squamous cell carcinoma of the oral cavity in allogeneic hematopoietic stem cell transplant recipients, Bone Marrow Transplant, 40(9) : 907〜909, 2007.
45) Resende RG, Correia-Silva JeF, Galvão CF, Gomes CC, Carneiro MA and Gomez RS : Oral leukoplakia in a patient with Fanconi anemia : recurrence or a new primary lesion? J Oral Maxillofac Surg, 69(7) : 1940〜1943, 2011.
46) Szeto CH, Shek TW, Lie AK, Au WY, Yuen AP and Kwong YL : Squamous cell carcinoma of the tongue complicating chronic oral mucosal graft-versus-host disease after allogeneic hematopoietic stem cell transplantation, Am J Hematol, 77(2) : 200〜202, 2004.
47) Woo HJ, Bai CH, Kim YD and Song SY : Mucoepidermoid carcinoma of the submandibular gland after chemotherapy in a child, Auris Nasus Larynx, 36(2) : 244〜246, 2009.

第8章 小児の予防と処置

1 小児における造血幹細胞移植の特徴

　集学的治療の進歩とともに小児血液・腫瘍疾患の治療成績は向上しつつあり，70％以上の治癒率が得られるようになった[1]．難治症例に対する同種造血幹細胞移植（allogeneic stem cell transplantation：以下 allo-SCT）の成績も，60％以上の長期生存を期待できる[2]．このように難治性疾患に対する allo-SCT の果たす役割が大きい一方で，移植後長期生存者におけるさまざまな問題が明らかになり[3]，適切な対応が求められている．

　成長途上にある小児においては，完成された個体である成人と異なり，移植が成長に及ぼす影響は看過できないものがある．永久歯萌出前に移植を受けた場合，歯への影響は深刻である[4]．本項では，歯に及ぶ移植後晩期合併症を中心に，小児特有の問題について解説する．

2 小児の口腔有害事象

　造血幹細胞移植およびその前処置に際し，口腔乾燥，口内炎，神経障害，易感染など急性期に発生する口腔有害事象は小児においても同じであり，その評価，対処法も成人のそれに準ずる．

　移植後晩期合併症として，二次がんなど成人と共通する問題のみならず，成長期にある小児では歯の異常や顎の成長障害が生じる可能性がある[4〜7]．

　※移植時期により生じうる歯の異常
　・歯冠が形成されるまでの時期：歯の欠如や矮小歯などの形成障害
　・歯根が形成されるままの時期：短根歯などの歯根の形態異常
　表6に永久歯の発育段階を示す[8]．

　永久歯の形成異常や顎骨の低成長により，歯の早期脱落，咬合異常，う蝕や歯周疾患の増加が認められる．そのため，パノラマエックス線写真による全顎的な評価や口腔ケアを含めた長期的な経過観察を行い，う蝕や歯周疾患の早期発見および口腔機能の回復を行う必要がある．

表6　永久歯の発育

歯の種類(部位)	歯胚形成	石灰化開始	歯冠完成	萌出	歯根完成
6	胎生3.5〜4カ月	出生時	2.5〜4歳	6〜7歳	9〜10歳
1	胎生5月	3〜4カ月	4〜5歳	6〜8歳	9〜10歳
2	胎生5.5月	3〜4カ月	4〜5歳	7〜9歳	10〜11歳
3	胎生5.5〜6月	4〜5カ月	6〜7歳	9〜12歳	12〜15歳
4	出生時	1.5〜2歳	5〜6歳	10〜12歳	12〜13歳
5	7.5〜8カ月	2〜2.5歳	6〜7歳	10〜12歳	12〜14歳
7	8.5〜9カ月	2.5〜3歳	7〜8歳	11〜13歳	14〜16歳
8	3.5〜4歳	7〜10歳	12〜16歳	17〜21歳	18〜25歳

3　小児の口腔の診察に必要な配慮と注意

　成人と違い，小児では，治療の必要性を理解していても，恐怖心から協力が得られない場合がある．特に症状が発現してからでは口腔内の診察さえ困難な場合がある．したがって，治療開始前から口腔内の状態を把握し，信頼関係を築くこと，可能な限り予防に努めることが重要である．

　また，保護者の理解を得ることは非常に重要であり，口腔ケアや治療についてだけでなく，晩期障害の可能性についても十分な説明が必要である．

4　小児における口腔ケア看護のポイント

1) 小児において口腔管理に影響する因子は，子どもの年齢や認知度，病気に対する理解度，全身状態，付き添いの有無，日常生活習慣が上げられる[9,10]．
2) 子どもの年齢や認知度に合わせ，正しいブラッシングの方法を指導する．
3) 入院時に子どもの日常生活習慣を把握し，歯磨きや口腔内の清潔意識を高め，口内炎，口腔乾燥の予防に努める[9,10]．
4) 発達段階別にみる口腔ケアへの看護[11,12]
   (1) 乳児期：保護者に安定した気持ちで育児できるように，子どもの歯磨き習慣の必要性を説明し親の意識を高める．
   (2) 幼児前期：子どもに歯磨き習慣についての重要性を具体的に表現し説明する．模擬遊びや受容遊びにより，子どもに寄り添いながらプレパレーションを行う．
   (3) 幼児後期：子どもが歯磨き習慣を理解し継続できるように関わる．
       「絵本」「写真」「人形」といった視覚的媒体を用いて，子どもがどのようなコミュニケーションシステムをもっているかを見極め使いやすい方法で進められると良い．

（4）学童期：口腔の清掃と虫歯の予防，歯磨き習慣を継続させる．

　　　書き言葉でのコミュニケーションが可能でありプレパレーションブックなどを活用し，実践しやすい方法で取り組む．

　（5）思春期：口腔の清潔の維持と虫歯の予防は継続的に重要である．

　　　認知能力は大人に近いため，病気や身体への影響など正しく説明を行う．

5）家族に対しても口内炎に関する知識や口腔ケアの方法を提供し，子どもが主体として習慣化していくように家族と共に考え働きかけていく．しかし，家族にとって過度の負担とならないよう配慮することも必要である[9,12]．

　　　　　　　　　大阪府立母子保健総合医療センター口腔外科　　　水谷　雅英
　　　　　　　　　大阪府立母子保健総合医療センター4階西病棟　　福地　朋子
　　　　　　　　　大阪府立母子保健総合医療センター血液・腫瘍科　井上　雅美

文　献

1) 澤田明久，河　敬世：小児がんの治療法の進歩，小児科，46：1933～1940，2005．
2) 日本造血細胞移植学会：平成19年度全国調査報告書，日本造血細胞移植学会データセンター，名古屋，2008．
3) 石田也寸志：小児がんに対する造血幹細胞移植後の晩期合併症，日本小児科学会雑誌 112：1505～1518，2008．
4) Holtta P, et al.：Agenesis and microdontia of permanent teeth as late adverse effects after stem cell transplantation in young children, Cancer, 103：181～190, 2005.
5) IGM van der Pas-van Voskuilen, JSJ Veerkamp, et al.：Long-term adverse effects of hematopoietic stem cell transplantation on dental development in children, Support Care Cancer, 17：1169～1175, 2009.
6) Vaughan M D, et al.：Dental abnormalities in children preparing for pediatric bone marrow transplantation, Bone marrow transplant, 36：863～866, 2004.
7) 三穂蓉子，池田正一，他：小児に対する造血幹細胞移植療法後に認められた歯の形成障害について―白血病，神経芽細胞腫および重症再生不良性貧血での比較―，障碍者歯科学会雑誌，30：29～38，2009．
8) 藤田恒太郎（桐野忠大　改訂）：歯の解剖学，第21版，124，金原出版，東京，1989．
9) 村松真澄：基礎から学ぶさまざまな患者の口腔ケア，ナーシングトゥディ，24：18～51，2009．
10) 豊島真理，迫真由美，他：化学療法を受けた患児の口腔ケア―ブラッシング（バス法）の導入による検討―，大阪府立母子保健総合医療センター雑誌，22：48～52，2006．
11) 田中恭子：小児医療の現場で使えるプレパレーションガイドブック―楽しく効果的に実施する知識とポイント―『第3章　認知発達と病気の理解　プレパレーションとは』，31～35，日総研，名古屋，2003．
12) リチャード・H・トムソン，ジーン・スタンフォード（小林　登，野村みどり監訳，堀　正訳）：病院におけるチャイルドライフ子どもの心を支える"遊び"プログラム『第2章　入院に対する子どもの反応』，19～48，中央法規，東京，2003．

資料　口腔および歯の評価に必要な解剖・用語

出典

日野原重明，井村裕夫，監修：山本悦秀編集；看護のための最新医学講座，第23巻 歯科口腔系疾患．p2-19，中山書店，東京，2001.

1. 顔面各部の名称

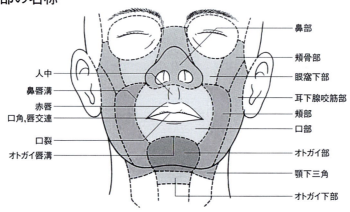

2. 口腔の構造

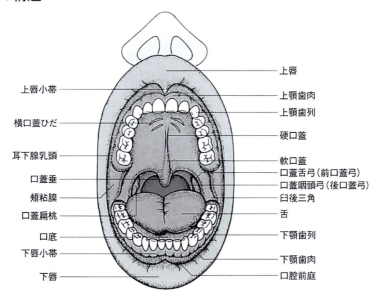

3. 歯の構造

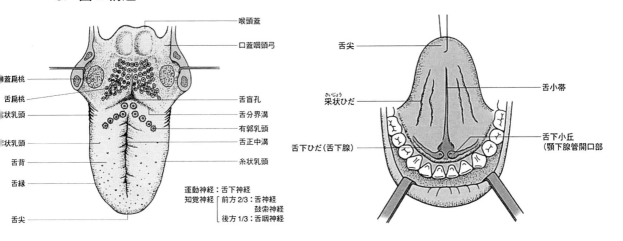

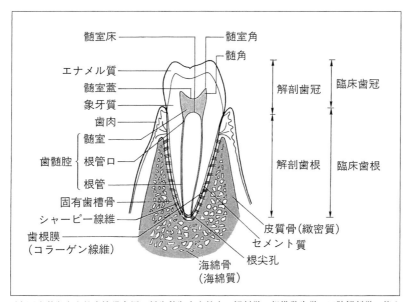

(全国歯科衛生士教育協議会編：新歯科衛生士教本　解剖学・組織発生学・口腔解剖学　第2版　P.237, 医歯薬出版, 東京, 2011)

索　引

●あ

アズレンスルホン酸ナトリウム　33

移植前処置　28

移植片対宿主病　5

移植片対腫瘍効果　6

う蝕　34

●か

含嗽　32

急性GvHD　20, 47

菌血症　37

クライオセラピー　36, 44

クロルヘキシジン　32

継続した口腔ケア　28

口腔アセスメント指標　8

口腔カンジダ症　45

口腔感染源の除去　34

口腔ケア　58

口腔ケアの有効性　27

口腔細菌感染症　44

口腔出血の局所治療　46

口腔粘膜炎　44

口腔の二次性悪性腫瘍　51

口腔有害事象　44

骨髄破壊的造血幹細胞移植　18

骨髄非破壊的前処置　3

根尖性歯周炎　35

●さ

自家造血細胞移植（自家移植）　3

歯科治療　33

歯髄炎　34

歯肉出血　46

推奨　26

スポンジブラシ　31

生着後　29

生理的食塩水　33

セビメリン　47

前処置　18

前処置関連合併症　4

全身的な有害事象　37

●た・な

短根歯　57

智歯の抜歯　36

長期経過観察　51

低出力レーザー療法　44

同種造血細胞移植（同種移植）　3

二次性がん　21

乳歯の治療　36

●は

背景　27
敗血症　37
発熱性好中球減少症　5
ヒト白血球型抗原　3
標準的前処置　19
ピロカルピン　47
プラークコントロール　30
ブラッシング指導　30
ブラッシング法　30
辺縁性歯周炎　35
保湿剤　31
ポピドンヨード　32

●ま

慢性 GvHD　6
慢性口腔 GvHD　47
虫歯　59
メソトレキセート　5
免疫抑制期間　29

●や・ら・わ

有害事象共通用語基準 v4.0 日本語訳 JCOG
　版　11
予防戦略　28
臨床ガイドライン　25
リンパ増殖性疾患　52
矮小歯　57

●英数字

cyclosporin（CSP）　19
Eilers J.　8
HLA　21
leukoplakia　51
lichen planus　51
MASCC　25
taclorimus（TAC）　19

造血細胞移植患者の口腔ケアガイドライン

2015年5月10日　第1版・第1刷発行

編　　日本口腔ケア学会
発　行　一般財団法人 口腔保健協会
〒170-0003　東京都豊島区駒込1-43-9
振替00130-6-9297　Tel 03-3947-8301㈹
Fax 03-3947-8073
http://www.kokuhoken.or.jp/

乱丁・落丁の際はお取り替えいたします．　　　印刷／教文堂・製本／愛千製本

Ⓒ Nihon Koukukea Gakkai 2015. Printed in Japan〔検印廃止〕

ISBN978-4-89605-310-4 C3047

本書の内容を無断で複写・複製・転載すると，著作権・出版権の侵害となることがありますので御注意ください．

JCOPY ＜(社)出版者著作権管理機構 委託出版物＞
本書の無断複写は著作権法上での例外を除き禁じられています．複写される場合は，そのつど事前に(社)出版者著作権管理機構（電話 03-3513-6969，FAX 03-3513-6979，e-mail：info@jcopy.or.jp）の許諾を得てください．